最高的人道

——西方医生自体实验史

余凤高 ◎著

生活·读书·新知三联书店

图书在版编目（CIP）数据

最高的人道：西方医生自体实验史 / 余凤高著 . --
北京：生活·读书·新知三联书店，2024.4
ISBN 978-7-108-07574-1

Ⅰ.①最… Ⅱ.①余… Ⅲ.①医生 – 医务道德 – 研究
②医生 – 自我 – 实验医学 – 历史 Ⅳ.① R192.3

中国版本图书馆 CIP 数据核字（2022）第 227701 号

策　　划	知行文化
责任编辑	朱利国　马　翀
装帧设计	陶建胜
责任印制	卢　岳
出版发行	生活·读书·新知 三联书店
	（北京市东城区美术馆东街22号）
网　　址	www.sdxjpc.com
邮　　编	100010
经　　销	新华书店
印　　刷	北京隆昌伟业印刷有限公司
版　　次	2024年4月北京第1版
	2024年4月北京第1次印刷
开　　本	635毫米×965毫米　1/16　印张11.75
字　　数	166千字
印　　数	0,001—3,000 册
定　　价	48.00元

（印装查询：010-64002715；邮购查询：010-84010542）

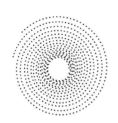

目录

病理实验

前言

人道的光芒

关于某种物质对人有什么影响，某种病菌是否会导致疾病，以及某种新药对人能起什么作用，一般都是先通过从豚鼠到老鼠、猴子、猩猩等动物的实验来了解的。但是人毕竟不同于其他动物，动物实验的结果，不一定适用于人体，例如猩猩就不会感染梅毒。一切最终都需经过人的临床试验。

古代大多是用死囚犯做实验。18世纪，在玛丽·蒙塔古夫人的努力下，经国王同意，以实验后如得以幸存可获释为条件，让伦敦纽盖特监狱中三男三女共六名重刑犯自愿接受种痘，看能否接受天花的挑战。据说埃及女王克里奥佩特拉七世自杀前就让医生在死囚犯身上做过多次实验，查明某种毒蛇的蛇毒是"一种毒性柔和的毒药"，被它咬时人只会感到像被蜇了一下，随后，心脏便停止跳动，但人的容貌依然如故。

后来有"志愿者"来参加各种危险的实验。

除了西格蒙德·拉舍尔之流灭绝人性的纳粹医生，在集中营中用战俘进行惨无人道的实验，使他们在极大的痛苦中死去，绝大多数医生天生都是人道主义者。他们要求自己不能让他人——不管是病人还是志愿者，也不管是不是出于其自愿——冒险做人体实验。因此，他们只能自己来担任这个角色，怀着自我牺牲的精神来充当受试者。

另外，医生甘愿亲自冒险来做实验，还考虑到：他们作为医生，为了尽可能好地了解病人的生理和病理状况，最好能和病人感同身受。所谓感同身受，指的是虽未亲身经历，却如同亲身经历过一般。但这不过是一种夸张的说法，实际上是不可能的。亲身经历过和未能亲身经历过，是不一样的。于是，历史上就出现了许多这样闪着人道主义光芒的医生。有医史家统计，仅仅在霍乱病菌的实验中，就至少有二十位医生牺牲了生命。让我们看看这些以大无畏的人道主义精神来从事各种自体实验的医生，并向他们致以最崇高的敬意！

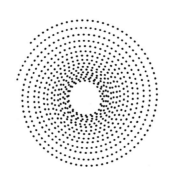

生理实验

"不，不，我一定要做下去"

——触及心脏的实验

动物，包括人在内，躯体是其生命的载体。而人体中，人们历来认为最宝贵的是心脏。心脏常被称为"神圣的器官"。人的那些最深切的情感——心痛（heartache）、心碎（heartbroken）、衷心（heartfelt）、狠心（heartless）、伤心（heartrending）、痛心（heartsick）、暖人心（heartwarming）等，在所有语言中都如此一致地与"心"相连，由此可见，心是多么重要。

古人出于对超自然力量的敬畏，或者基于迷信观念，对某些所谓神圣的、不洁的或危险的事物，持有一种消极回避或禁止的态度，即所谓"禁忌"。随着文明的进展，许多禁忌已被摈弃，但有一些，虽经历多个世纪却仍留存。居住在埃塞俄比亚北部和毗邻苏丹部分地区的提格雷人有很多禁忌，其中一个是人和动物的心脏不能看，更不能吃，否则人会生疣子、牙齿脱落、目盲或跛足。

到了近现代，人们虽然不再认为看到或吃了动物的心脏，就会发生肢体损伤，但禁忌的产生，最初一定是有事实基础的，往往是起于某种生活教训，甚至可能是惨痛的教训。生理学家发现，异物碰到心脏，即使是最微小的触碰，或者是医生在做手术时不小心碰到心脏的内壁，都可能引发人的休克反应，造成心脏停止跳动，最终致人死亡。因而，之前很多年，心脏一直是医学家的禁忌，拉丁文 noli tangere（不可碰触）即指"不可碰触心脏"。一些有名望的外科医生都回避心脏问题。奥地利的特奥多尔·比尔罗特（Christian Albert Theodor Billroth，1829—1894）是当时非常有影响力的外科医生。他生于普鲁士，曾任苏黎世大学教授和苏黎世外科医院主任，出版过经典著作《普外科病理学和治疗学》。在临床实践中，比尔罗特做过一些有里程碑意义的手术，包括第一例食管切除术、第一例咽喉切除术，尤其是他在 1881 年为胃癌病人成功地做了胃大部切除术。但这位权威却说："一名外科医生，如要试着给心脏缝合伤口，他定会失去同人们的尊重。"

比尔罗特的话不是完全没有道理，因为彼时心脏缝合手术几乎不可能成功，如果从个人的得失考虑，应该放弃。

因为以上种种，著名的英国内科医生斯蒂芬·佩吉特（Stephen Paget，1855—1926）写道："心外科或许是大自然为一切外科设置的极限，不会有新的方法和新的发明可以越过心脏创伤这个天生的障碍。"

进入 20 世纪，心胸外科的水平已经提高到能够打开胸腔，但还不能到达心脏。1903 年，一位德国的著名外科医生，费迪南德·绍尔布鲁赫（Ferdinand Sauerbruch，1875—1951）无意间做了一次可以写入历史的手术。有一位心肌衰弱的女病人，绍尔布鲁赫认为她的病是由于心包（也就是包在心脏外面的薄膜）包得过紧造成的。于是他决定设法松解这薄膜。绍尔布鲁赫在一间阶梯教室里为很多观察医生做了公开手术。当绍尔布鲁赫打开这位病人的胸腔时，发现她的心包上有一个囊肿样病变。但当他一刀下去切割它时，突然，大量血液喷出。绍尔布鲁赫立刻意识到，它并不是囊肿，而是一个动脉瘤。绍尔布鲁赫果断地做了切除手术，并小心谨慎地迅速修补和缝合好心脏，病人终康复。

医学史家相信，在绍尔布鲁赫之后，一定还有一些医生试过他的成功手术，但大概全都失败了。此类失败可能只是在同行中流传，而没有在正规医学刊物上报道，因为通常医生都只愿意报道成功的手术。于是，比尔罗特和佩吉特的警告便成了外科医生的禁忌，直到20多年后，25岁的福斯曼医生打破了这个外科禁忌。

维尔纳·福斯曼（Werner Forssmann，1904—1979）于柏林大学获得医学博士学位后进入柏林大学诊所，师从内科专家格奥尔格·克莱姆珀雷教授，同时跟随鲁道夫·菲克教授从事解剖学研究。1929年，福斯曼成为柏林附近的奥古斯特·维多利亚（August Victoria）医院的实习医生。

在奥古斯特·维多利亚医院期间，一部生理学教科书上的一幅雕版印刷图给福斯曼留下了深刻的印象。图上，两位研究者站在一匹马旁边，将手上的一根细导管插入马的颈静脉，并深入它的心脏。

这件事发生于1861年，两位医生是法国里昂的兽医学教授奥古斯特·肖沃（Auguste Chauveau，1827—1917）和巴黎的艾蒂安 - 朱尔·马雷（Étienne-Jules Marey，1830—1904）。他们将一根细导管插入一匹意识清醒、站立着的马的颈静脉，并由此伸入马的心脏；连接在导管上的气球记录了马的心室压力数据。在此过程中，马的心脏没有受到损伤。马雷在文章中写道："用这个方法可以保证无害地对马进行检查，它像平时一样行走、进食，几乎不受干扰。"

这让福斯曼十分着迷，觉得此事具有很大的研究和应用价值：或许可以将导管插入人的心脏中。如果能做到，这种手术就可以作为一项紧急措施，在抢救垂死的病人时，直接向其心脏注射药物，并进一步查明其心脏和循环系统的病变，还可以注射染料来监测心脏血流，等等。只是他不明白，这种可以不用开胸的简单方法，怎么一直没有人尝试。福斯曼相信，在马身上成功的方法同样可以应用于人身上。只不过，做这样一个手术，病人可能会不同意，因为在颈部切开一个创口，会影响人的面相。不过他认为，除颈部外，在肘部开一个这样的创口，同样可以将导管插入心脏。

这样考虑过后，福斯曼下定决心，于是在几周后，他找到了父母的朋友、医院主管医师理查德·施奈德（Richard Schneider），请施奈德在他身上做一次实验，将一根导管通过手臂血管伸至他的心脏。他向施奈德展示了生理学教科书上的那幅图，详细解释了这一实验的可行性，并特别强调，该实验危险性很低。

施奈德认为福斯曼的想法可行，但建议他先在动物身上做。福斯曼说，动物身上的实验，已经有法国的生理学家做过了，而且证明技术上是安全的。但他想知道，当导管伸入人的心脏敏感部位时会出现什么情况，所以他认为必须由他自己来做。"我坚信（法国人的）那次实验，许多问题都还不清楚，因此这实验必须在我自己身上，而不是在别人身上做。"

施奈德断然拒绝了福斯曼的请求。之后，福斯曼又建议在一个垂死的病人身上做这个实验。施奈德仍然拒绝，且禁止福斯曼在任何人身上做该实验，包括他自己。作为他父母的朋友，施奈德担心如果实验失败，福斯曼寡居的母亲承受不了。对实验者福斯曼和施奈德来说，任何一点点意外都会成为丑闻。

尽管如此，福斯曼还是以他的"决心、毅力和过人的勇气"，坚持要做这个实验。但他只能偷着做。

在做好一切技术准备后，福斯曼在护士格尔达·迪岑（Gerda Ditzen）的照看下，把自己关在手术室里。"我开始像一只爱吃甜食的猫徘徊在奶酪罐周围那样，围着格尔达转。"福斯曼回忆当时的情况时说。他给她看医学书，给她讲述有关的记录，又向她展示那幅将导管插进马心脏的图片，并详细解释如何在人体进行实验等。当他告诉格尔达这样的实验是被禁止的时，令福斯曼感到意外惊喜的是，格尔达没有退缩，而是说她信服他的设想，认为他们可以一起做这个人体实验，她甚至表示她本人就愿意做该实验的"豚鼠"，也就是说她愿意接受做这项实验。

几天后，当其他同事午睡时，福斯曼把格尔达带进小小的手术室，请她打开柜子，取出无菌器械。福斯曼说她将成为用导管插入心脏的第一人，并会被记入医学历史时，她非常激动，心中做好准备为福斯曼做任何事，并乐意听从他的指令。

福斯曼把格尔达的手脚固定到手术台上，然后检查了手术盘上她已经消过毒的手术刀、那根细细的橡胶导尿管以及缝合线。

格尔达躺在手术台上等待福斯曼做实验。但福斯曼在察看那根泌尿科医生用的导尿管：65厘米，插入心脏，够长了。随后，他满怀自信地往他的，而不是格尔达的左肘褶皱处喷了一点儿碘，在臂上注射了麻醉药奴夫卡因，然后回到手术台前等待。等到局部麻醉生效后，福斯曼迅速在自己的臂上做了一个切口，露出静脉，随后大胆地将这根橡胶导尿管插进去。当导管到达肩部时，他停了下来，因为需要做X线透视检查以记录导管到达心脏的准确位置，而X线设备则在医院的地下室，他需要格尔达的帮助。

听到福斯曼的呼唤，格尔达以为就要为她做实验了，便问什么时候开始。福斯曼过来为她解开绑带，回答说已经做过了。这时，格尔达明白过来她被骗了。

"她十分气愤，"福斯曼后来回忆说，"我让她去休息，请她拿一块手帕包扎我的手臂，并把X线技师叫来。后来我们一起到地下室的X线科。"格尔达手持一面镜子，两人一言不发、全神贯注地实时观察X线设备显示器上导管的动向和身体器官的运动。福斯曼把这些都记录下来，没有注意X线技师已经溜走了。

起初，福斯曼切开皮肤时，只觉得有些暖意，而并不感到疼痛。此刻，他将导尿管小心翼翼地向心脏移动时，也只是感到一点暖意，而非疼痛。

突然，X线技师彼得·罗梅茨博士走进来，打破了室内的寂静。罗梅茨是福斯曼的朋友和同事，他刚从小睡中醒来。此前，在福斯曼第一次向他吐露想做这一实验的时候，他表示支持。但当他真的见福斯曼在做这项实验时，他大声吼叫起来：福斯曼你真是疯了！"罗梅茨想把导管从我的胳膊里拔出来，"福斯曼回忆说，"我奋力抵制，大声说：'不，不，我一定要做下去！'我朝他的小腿踢了几下，将导管伸到镜子反射出的心脏上端。'拍张片子。'我要求说。我知道，一定要有一张 X 线片，证明导尿管确实到达了心脏，而不是静脉。"

福斯曼的工作最初无人理解，不但罗梅茨说他"疯了"，还有人以为他在自杀，称他为"古怪的人"，"永远不知道他是在思考还是脑子有毛病"。

几年之后，福斯曼写道；"施奈德看到这张 X 线片后，才说这是一个很好的实验，并决定要庆祝一番。"

后来福斯曼又重复在自己身上做这个实验，4 周多时间里做了不少于 5 次。每次他都通过手臂把导尿管成功送达心脏。施奈德鼓励他写一篇关于该实验的学术论文。1929 年 9 月 13 日，福斯曼将他的论文寄给德国著名的医学杂志《临床周刊》，论文在同年 11 月发表。由于当时德国的医学界为教条主义和权威所控制，所以他的这项工作不但没有获得赞扬，反而遭到同行的批评和嘲笑。福斯曼被迫结束在外科方面的研究。但他继续用导管在狗和自己身体上进行注射 X 线染剂的实验。他以自体实验证明，含碘的对比剂在人的体内是安全的。在他反复把导管插入狗和他自己的心脏做实验验证之后，于 1931 年 4 月将初步研究结果在慕尼黑召开的"德国外科协会"的年会上宣布。但仍然没有反应：既没有掌声，也没有什么讨论。据说福斯曼在插入导管后共做了 17 次"脉管造口术"，用完所有的脉管之后，才停止自体实验。几年后，美国的两位生理学家迪金森·理查兹（Dickinson Richards，1895—1973）和安德烈·库尔南（André Cournand，1895—1988）改进和使用了福斯曼创制的心导管技术。1956 年，诺贝尔奖委员会宣布把这年的生理学或医学奖授予福斯曼、理查兹和库尔南。当时正在德国山区一家医院做医生的福斯曼得知获奖消息后，感慨地说："我像是一名乡村牧师被任命为主教。"库尔南感激福斯曼的研究对他的帮助。几年后，他为福斯曼的传记作序，称颂福斯曼是"一个绝不缺乏自傲的人，他既受争议又充满智慧而意志坚强，如果说他天生没有政治上的敏感，他肯定秉有医学上的勇气。"库尔南在获诺贝尔奖后谈到福斯曼的实验，颇有感触："心脏导管是……打开锁的钥匙……由于那些没有根据的对于心脏的危险性的信念，他受到那种夸大了的严重性所带来的批评。这提供了一个证据，即使在我们这个开明的时代，一项有价值的建议也会由于旧观念的存在而不被人接受和探索。"这类事在科学史上并非个例。

"开始注射以后……我像40岁时那样年轻了……"

——返老还童的实验

历史记载英国有一位长寿之人。他叫托马斯·帕尔（Thomas Parr），生于英格兰西部什罗普郡（Shropshire）的温宁顿（Winnington）。他的出生时间普遍被认为在1483年，其父亲是农夫。据说，1500年他曾离家外出做家佣。1518年父亲死后，他回到温宁顿接替父亲租种田地。1563年，80岁时他第一次结婚，育有一双儿女，但都在婴儿期夭折。122岁那年，他的妻子去世，他又再婚，似乎仍充满活力。据说130多岁了，他还能在田里打稻谷。1635年，帕尔的名声传到著名的英格兰贵族第二代阿伦德尔伯爵托马斯·霍华德（Thomas Howard, 2nd Earl of Arundel, 1585—1646）的耳中。他想把帕尔带到宫廷，用特制的轿子把他接到伦敦。在伦敦，帕尔受到国王查理一世的召见。但是空气和饮食的突然改变使这位老人马上患病，于1635年11月14日在伦敦阿伦德尔伯爵的府邸去世。他被埋葬在威斯敏斯特教堂的南耳堂，墓上的碑文是："什罗普郡之帕尔生约1483年。亲历10位国王治下，即爱德华四世王、爱德华五世王、理查德三世王、亨利七世王、亨利八世王、爱德华六世王、玛丽一世王、伊丽莎白一世王、詹姆斯一世王和查理一世王；享年152岁，1635年11月15日葬于此。"查理一世国王下谕让当时最著名的医学家，人体血液循环的发现者，也是他的御医威廉·哈维（William Harvey）对帕尔的尸体进行解剖检查。哈维写了一份长篇尸检报告，其中特别就最能体现人的生命力的生殖器官及其功能写道：

> 生殖器官情况良好，阴茎既未萎缩也未瘦削，阴囊也不像老年人所常有的那样因浸水而肿胀，睾丸大且完好。因此，多数人说的他到了百岁之后犯有通奸之罪而受惩罚的故事，确是事实而非谎言。而且，他120岁时所娶的妻子，一个寡妇也不否认，直到他去世前12年，他都完全像其他丈夫对妻子那样跟她性交，回答了有关的怀疑。

　　像这样一个健康的正常的人，怎么会突然死亡呢？哈维认为"死亡的原因，似乎跟自然生活的突然改变有相当关系，主要伤害身体的是空气的变化"。哈维说，伦敦"普遍用含硫的煤做燃料产生大量烟雾，使空气终日都闷热沉重，且秋天比其他季节更甚。随处都是如此的大气空间，对一个空气流通、阳光灿烂和有益健康的什罗普来的人来说，是很不利的，尤其是一个已年迈体衰的人"。

　　尽管帕尔的出生年代可能不准确，但作为一个以"老帕尔"（Old Parr）而闻名的英国"百岁人瑞"（centenarian），帕尔高龄且体格强健，则是不争的事实。若不是环境的改变，他还可能再活几年。联系到被看成历史的《圣经》里说亚当、塞特、以挪士、该南、玛勒列、雅列、以诺、玛士撒拉、拉麦等都活到数百岁，即使考虑计算不同，打几个折扣，他们也够长寿的；再加上中国和外国传说中的一个个长寿老人，如法国的珍妮·卡尔曼（Jeanne Calment，1875—1997），让人相信，长寿或说长生是可能的。

长生是人类所受一切诱惑中最大的诱惑。有史以来，人类就曾为长生不老做过种种尝试和努力，如古埃及人的催吐和导汗，古代中国人喝女人的奶，古罗马和中世纪人主张用儿童的血沐浴或把儿童的血输入老人体内，以及中国道家的炼丹术和欧洲炼金术士的"金丹"或"哲人之石"等等。但是这些都以失败宣告希望的破灭，这正如唐代的药物学家和方剂学家陈藏器（约687—757）所指出的："久服神丹，其说盖自秦皇汉武时方士流传而来，岂知血肉之躯，水谷为赖，可能堪此金石重坠之物久在肠胃乎？求生而丧生，可谓愚也已！"

只是长生的诱惑毕竟太大，以至长生的梦始终在人们的头脑里萦回，种种希望返老还童的实验仍是不断。1889年，新的希望产生了，这就是布朗－塞加尔跟历史上那些以长寿为目的的要人或修士在自己身上进行的作为科学实验的自体实验。

布朗－塞加尔传奇性的出生似乎就预示了以后的传奇经历。

布朗－塞加尔的父亲爱德华·布朗原籍爱尔兰，后来到了美国费城，成为一艘商船的船长。一次，他航行到印度洋一度由法国统治、后来属于英国领地的毛里求斯岛，在路易港（Port Louis）迷了航。在这里，他结识了一位来自法国普罗旺斯的塞加尔家族的太太，两人结了婚。但爱德华·布朗不久就去世了，布朗－塞加尔在1817年生下时是一个遗腹子。这样，他就有了一个复杂的名字：夏尔-爱德华·布朗-塞加尔（Charles-Edouard Brown-Sequard，1817—1894）。

对于布朗-塞加尔的传奇生活，传记作家喜欢提他的几件逸事。

一件事是布朗-塞加尔虽然小时因经济困难曾做过店员，但在成为医生之后，总是以治病救人为己任，而不看重名利地位。1859年他迁居伦敦，受聘于国家麻痹和癫痫医院（National Hospital for the Paralysed and Epileptic）。一次，有人以5000英镑让他去为这人的主人的儿子治病，且表示能推荐他进英国皇家医学协会。但他因那孩子的病非他之专业所长而拒绝，宁愿接受一个只带5英镑的农夫的求助，声称自己是"全世界最奢侈的医生，奢侈到可以拒绝任何想用金钱买我去看病的人"。

另一件事是布朗-塞加尔发现了肾上腺素与脊椎内中枢神经功能，在 1860 年被选入英国皇家医学协会之后的一次庆祝宴会上，地位很高的嘉宾满座，维多利亚女王的御医詹姆斯·佩吉特爵士（Sir James Paget）举杯祝贺他取得的成就。据说，他坐在那里，好像根本没有什么事跟他有关，而只是低着头、闭着眼睛。一会儿，他突然开始呕吐，从口中吐出一条绳子。他一边呕吐，一边拉绳子，直到吐出一块海绵，并将海绵上的液体挤到一只杯子里，说："好极了！这种食物下的人体胃酸可不容易收集到。"原来他这是在做实验。

的确，实验是布朗-塞加尔最热衷的事。他做各种各样的实验来验证他的设想和理论。在布朗-塞加尔所做的数以百计的实验中，最著名、最激动人心也最引发争议的是他在 1878 年 8 月 3 日起接替克洛德·贝尔纳（Claude Bernard，1813—1878）任法兰西学院实验医学教授之后萌发和实行的有关长生的实验。这可不是他心血来潮、突发奇想，而是他研究关于性腺对神经系统的作用 20 年后才确定下来的。

作为一个生理学家，布朗-塞加尔深知，人的生命力是否旺盛与机体内的性腺制造精子和分泌睾酮功能及其引发的性能力有密切关系。随着机体的衰老，性腺制造精子和分泌睾酮功能减退，人的性能力也渐渐衰退直至消失，这两者可以说是同时发生的。早在 1868 年，布朗-塞加尔就曾通过对人的性腺的这两项基本功能进行切实研究，来探索人的机体的衰老过程，并产生出一个迷人的想法：能不能用性腺这一具有生命活力的器官来使人类返老还童。他当时还曾做过实验，将精液注入动物的动脉或静脉，希望据此来证明自己想法的正确可行，但结果都没有成功，每次总是导致动物死亡。

注入精液导致动物死亡，那么是否可以通过移植性器官来达到这一愿望呢？20 年过去了，到了 1889 年，这位绝不因为遭受失败和挫折就轻易放弃自己理想的科学家仍然念念不忘这个返老还童的梦想。

且英国的约翰·亨特（John Hunter，1728—1793）也设想过："与愈合有关的事物中，最特殊的事例在于从自身某一部分取下一些东西，然后将它移植到另一部分上……幼鸡脚上的距可以在自身或另一只鸡的冠上继续生长；其睾丸被摘除后，也能被移植到任何动物的任何体腔中。"他甚至还这么做了："我曾多次将公鸡的睾丸取出，再重新植回公鸡的腹腔内，它仍然长得很好。而且我还曾将公鸡的睾丸植入母鸡的腹腔里，也获得同样的效果。"还有德国哥廷根大学的生理学家阿诺尔德·贝特霍尔德（Arnold Berthold，1803—1861）在1848年也做过类似实验：将三个月大的雄性幼鸡和两个月大的雄性幼鸡各三只，分成三类：第一类的两只均被摘去两个睾丸；第二类的两只则各被摘去一个睾丸；第三类的两只，先是两只睾丸全被摘去，再将各自的一只睾丸相互植入对方的腹腔。实验结果显示，第一对幼鸡表现出典型的阉鸡特点，发出人们熟悉的阉鸡的叫声，行动有如一个懦夫，仅偶尔会与别的公鸡出现短时间无力的争斗。另外两对幼鸡行动上则一点也看不出阉鸡的样子，鸡冠和肉垂发育正常，仍然好斗，叫声也大，尤其是对雌鸡表现出关注的态度。贝特霍尔德在他所写的论文《睾丸的移植》中得出结论，认为睾丸移植与否显示出和公鸡的"声音、性本能、好斗性、鸡冠及肉垂的生长"等第二性征之间的关系。

这就是说，在动物身上，性器官的移植显示出了明显的性机能。人呢？阉割之后只能是一个阉人，布朗–塞加尔从文献中也有相当的了解。自古即有阉割男性生殖器，作为惩罚的手段，或是宗教上的要求，或是为统治者的后宫或其他女性聚合的场所提供内侍、仆役和卫士。16、17世纪还盛行阉割有音乐天赋的男童，培养他成为阉人歌手。于是，到了1889年，就有一个新的想法出现在布朗–塞加尔的脑际：既然摘除睾丸会丧失男性气概，而且人体的衰老过程又与性能力的消退同时发生，那么，从"否定的否定"出发，如果说吸取他人的这种器官或器官里的精髓是不人道的话，那么通过吸取动物这种器官里的精髓，不是可以获得男性雄姿、延缓人体衰老，甚至使人返老还童吗？

自然，在他人身上做这样的实验也是不人道的。于是他决定在自己的身上进行。

新的想法使这位年龄已经高达 72 岁、个性仍旧像青年一样执着的老人振奋不已。

布朗 - 塞加尔将狗、兔子的性腺摘下来，趁其鲜活的时候，掺上少量的水，将其捣碎，滤出液汁。随后，他用 1 毫升该提取液对自己的大腿做皮下注射：好多天都这样，每 24 小时一次。注射本身是无痛的，随后出现微微的疼痛，几分钟之后，有一段时间竟然痛得难以忍受。于是，根据他最主要的助手——曾任学院生物物理学实验室主任的雅克 - 阿尔塞纳·达松瓦尔（Jacques-Arsène d'Arsonval，1851—1940）的建议，改变制作提取液的方法。

新方法是这样的：将动物杀死，立即摘下性腺和邻近性腺的附属器官，捣成薄浆，加上一汤匙甘油，2 小时后，添加三汤匙蒸馏水，搅动后加以过滤，获得十分透明的液汁来注射。从 1892 年起，他又改掺经过煮沸的海水，因为这样制成的液体，注射起来便只有非常轻微的一点点疼痛。也有报道说，布朗 - 塞加尔用的是豚鼠或绵羊的睾丸，先捣碎，然后掺水过滤，再对自己做腹部皮下注射。

1889 年 6 月 1 日（也有说是 5 月 31 日），在巴黎科学院生理学学会举行的每周例会上，布朗 - 塞加尔以《皮下注射新鲜豚鼠和狗睾丸提取液对人的作用》为题，报告了自体实验的结果。

布朗 - 塞加尔先是半开玩笑地说，希望自己的这篇论文不会使大家感到困惑，至少不会引起大家发笑；但严肃声称将要报告的内容，即有关防止人类衰老的问题，确是一项"重大的发现"。在报告中，布朗 - 塞加尔阐述了衰老的起因，主要是引发机体丧失青年时期充沛精力的一系列"自然的、不可避免的可能还是不可逆转的"变化，以及性腺功能的衰退。但是，他认为，"如果能有什么可以代替性腺产生天然强壮的物质，那么就可使衰老的进程减缓，并给神经注入新的活力"。正是出于这样的考虑，布朗 - 塞加尔才做了这样的一系列自体实验。实验的结果是理想的，他怀着异常的兴奋，这样描述他的这一结果：

4月8日，我已经满72岁。原先，我一般的情况都是极为良好的。但在近十一二年里，却一年年渐渐地坏下去了。到我开始给自己注射的前段时间，我已经不得不在实验室工作半小时就只好坐下来了；而且我即使坐着工作，三四小时之后，有时甚至两小时之后就已经觉得浑身无力了。当我这样在实验室工作了数小时，傍晚步行回到家的时候，就已经非常的疲乏，以致吃过一点清淡的午餐之后一会儿，就必得躺到床上去。有时候，我真是精疲力竭，连报纸都不愿看了，就极想睡觉，但又只能睡几小时。这样的情况已经持续了好多年。

但在开始注射以后的第二天，特别是第三天，一切都不一样了。我最低限度也恢复到了我多年前才有的那一股精力。现在，实验室的科学工作已很少让我感到疲劳。女助手们都大为惊奇，因为我现在已经能够一小时一小时地站立着工作，却不觉得需要坐。有些天，我在实验室已经工作了三四小时了，傍晚之后还能坐下来写一个半小时的科学著作，虽然近20年来我都没有这样做过了。

我现在能够不必使劲，也不必有意想这样，就能几乎是跑步上下楼梯，像60年前的时候那样。我用测力器（量力器）测过，我的肌力无疑是增大了。例如，在开头的两次注射之后，我下臂的肌力跟以前相比，增大了六七公斤；我的消化和排泄的情况也有相当的改善，虽然我每天进食的数量和成分都没有改变。脑力劳动现在对我来说，比过去的几年间要轻松得多了。我在这方面已经补偿我的全部损失。

我好像重新感觉到我的一部分青春。

我像40岁时那样年轻了……

报告会刚一结束，报刊的记者们便怀着极其兴奋的心情迫不及待地回去编发这一特大新闻的稿件。的确，此事太激动人心、太令人鼓舞了。布朗－塞加尔的实验不光引起了广大公众的兴趣，连这方面的有关专家也都被吸引过来了。两个月里，他就接到一百多封信，祝贺他的成功，并请求能得到他的器官提取液的样品；还有更多的人嚷着希望为他们施行这一奇迹般的疗法。1890年，已经有1200名内科医师给他们的病人使用了这一"长生"疗法，三年多之后，全世界有数千人接受了睾丸提取液的注射疗法。在美国，这种"长生"药物甚至登了广告，上面印有布朗－塞加尔的名字，以表明其权威性。虽然起初也有人质疑，但没有人相信，而只看报上鼓吹的文字，说什么此种疗法让"无力行走者和跛足者丢掉了手杖和拐杖，聋者和盲者恢复了知觉"，甚至说对某些一直认为是不治之症的疾病都具有疗效。

可惜好景不长。不到几个月，布朗－塞加尔的情况仍然跟以前一样，虽然他始终坚定地给自己注射这种提取液，但这种"长生药剂"不再"有效"，他反而衰老得更快。这是因为睾丸浸膏之类虽然也可以作为滋补的药剂，或者暂时能够振奋一下老年人的机体，但终究不能解决延长生命的问题。五年后，1894年，在一次静脉炎发作之后，77岁的布朗-塞加尔于4月1日去世。

布朗－塞加尔的实验最后是以失败而告终，不过不会有人嘲笑他。他的自体实验，在医学史上给人留下了难忘的情景，他对科学、理想的执着精神，更令人赞赏。科学史家评价说，布朗-塞加尔的工作可以说是激素疗法的第一次有计划的认真尝试，显示了一个有理想的科学家的开拓精神。布朗-塞加尔作为法国三大生理学家之一而被记入科学史，虽然在他之前已经有人研究过内分泌现象，而且"内分泌"这个名词也是别人——著名的法国生理学家、实验医学的奠基人之一克洛德·贝尔纳创造的，但人们一致认为，是布朗-塞加尔真正开创了"内分泌学"这门有趣的、极富吸引力的现代新学科，并把他做这次报告的1889年6月1日定为内分泌学诞生的日子；大家还想到，由于布朗－塞加尔的功绩，"返老还童"的梦想也将以辉煌的一章被记入医学史、生理学史、人类学史和人类生活史。

不错，不论是"长生不死"还是"返老还童"，都只是美好的梦想，但尽可能延长生命也还是可能的：报刊已经报道过不少一百多岁的长寿老人。关于怎样才能长寿，科学家的说法不一：生活豁达，心胸开阔，婚姻美满，家庭和睦，早起早睡，注意饮食，劳动锻炼，饲养宠物；有学者认为，是否长寿是由人的基因决定的，其他因素都微不足道。但是这些说法真正与长寿老人的情况一对照，难免又都有例外，到头来，哪一条也说不确切。例如，有些长寿者从不锻炼，有些甚至还抽烟。

炼金术不可能使人长寿已经为事实所证明。性腺激素也只能在一定程度上改善人的生理状况，而不可能使人长生不老。有科学家相信，既然人体衰老是体内蛋白质合成减少，最后起到质的变化的缘故，那么如果能研究清楚垂体的结构及其作用，并进一步从研究人体内激素成分的变化着手，弄清成长的机制，也许有可能实现"返老还童"的诱人梦想。可是这方面的研究仍旧没有取得可喜的成果。又有科学家从青春期时人的胸腺中提取一部分细胞，储存于冰箱，到老年时再注入已退化的胸腺内，以期重新焕发青春，结果似乎也没有成功。

看来，延缓和防止早衰，最好的办法仍然是正常地生活。德国大诗人约翰·沃尔夫冈·冯·歌德在他的伟大巨著《浮士德》中生动地批判了炼金术士们"异想天开的寻思"："把自己关在黑丹房里 / 根据无穷无尽的配方 / 把相克者混在一起 / 他把红狮（红色氧化汞）那个大胆的求婚者 / 跟百合（白色盐酸镁）在温水中交配 / 然后烧以烈火，将它们二者 / 从一间洞房（曲颈瓶）逼到另一个室内（接收器）/ 于是，多彩的年轻女王（哲人之石）/ 就在玻璃器中生成 / 丹药已经炼成，病人依旧死亡 / 有谁被医治，却无人过问……"而真正现实中延缓衰老的办法，歌德这部诗篇中说：

不要医生，也不要魔术：

你可立即前往田间

开始耕耘，开始挖土，要把你的身心关在

极狭隘的范围里面，

吃的东西非常简单，跟家畜同过家畜生活，

自收之田

由自己施肥，别认为有失身份；

这是最好的良方，定然

使你八十岁还保持青春！

（钱春绮译）

　　这比任何"返老还童"的药物都更为有效。人类只有通过遗传，在下一代的身上使自己获得"永生"。

"眼前飞快闪过童话般的幻象"

—— 吸入大麻的实验

13世纪的威尼斯商人、著名的旅行家马可·波罗，在他的"旅行记"中口述他的"东方见闻"时，曾描述有一个被称为"山中老人"的秘密团体头子哈桑·伊本-萨巴哈（al-Hassan ibn-al-Sabbah，约1050—1124）在他的辖区内的有趣作为：

> ……山老在两山之间，山谷之内，建一大园，美丽无比。中有世界之一切果物，又有世人从来未见之壮丽宫殿，以金为饰，镶嵌百物，有管流通酒、乳、蜜、水。世界最美妇女充满其中，善知乐、舞、歌唱，见之者莫不眩迷。山老使其党视此为天堂，所以布置一切摩诃末所言之天堂。内有美园、酒、乳、蜜、水，与夫美女，充满其中。凡服从山老者得享其乐。所以诸人皆信其为天堂。
>
> 只有欲为其哈昔新（Hasisins）者，始能入是园，他人皆不能入。园口有一堡，其坚固之极，全世界人皆难夺据。人入此园者，须经此堡。山老宫内蓄有本地十二岁之幼童，皆自愿为武士，山老授以

摩诃末所言上述天堂之说。诸童信之，一如回教徒之信彼。已而使此辈十人，或六人，或四人同入此园。其入园之法如下：先以一种饮料饮之，饮后醉卧，使人舁置园中，及其醒时，则已在园中矣。

彼等在园中醒时，见此美景，真以为处在天堂中。妇女日日供其娱乐，此辈青年适意之极，愿终于是不复出矣。

山老有一宫廷，彼常给其左右朴质之人，使之信其为一大预言人，此辈竟信之。若彼欲遣其哈昔新赴某地，则以上述之饮料，饮现居园中之若干人，乘其醉卧，命人舁来宫中。此辈醒后，见已身不在天堂，而在宫中，惊诧失意。山老命之来前，此辈乃跪伏于其所信为真正预言人之前。山老询其何自来。答曰，来自天堂。天堂之状，诚如摩诃末教法所言。由是未见天堂之人闻其语者，急欲一往见之。

若欲刺杀某大贵人，则语此辈曰："往杀某人，归后，将命我之天神导汝辈至天堂。脱死于彼，则将命我之天神领汝辈重还天堂中。"

其诳之法如是。此辈望归天堂之切，虽冒万死，必奉行其命。山老用此法命此辈杀其所欲杀之人。诸国君主畏甚，乃纳币以求和好。

（冯承钧译）

马可·波罗这里所说的那种能让人"饮后醉卧"的"饮料"，是用大麻酿制成的。

大麻属一年生植物，枝干粗大、直立，散发出微微的芳香；它原产于印度，后被引种至各国，所以往往被称为"印度大麻"。大麻可吸食、饮用、吞服，甚至加工后注射。小剂量会使机体有松弛感，致人嗜睡，出现幻觉、妄想。这种神奇的植物，引起医学家们的兴趣，试图亲自体验一下它对人体所产生的作用。

维也纳的药理学家卡尔·达米安·施罗夫（Karl Damian Ritter

von Schroff, 1802—1887）于 1856 年首版的《药物学教科书》中，不但介绍了印度大麻的生长情况和一般所认为的性能，即能给人以"一种非常愉悦的感觉，特别是与提升性欲望有关的生理状态"；最有意义的是，他还描述了自己得到也是医生的儿子卡尔·约瑟夫·斯蒂芬·施罗夫（Karl Joseph Stephen Schroff, 1844—1892）的支持，用大麻所进行的自体实验。此书后来在 1873 年被增订到第四版，在当时被认为是一部药物学的先驱著作。

在《药物学教科书》中，施罗夫说到他从埃及的一位同行西格蒙德教授那里要来一份大麻的制剂，然后以轻松的态度做了一次实验。

那是一个晚上，10 点钟左右，施罗夫先是躺到床上，像平时一样，一边抽着雪茄，一边读消闲小说。一小时后，他开始按预定的计划进行实验：他服了 70 毫克大麻制剂，等待奇迹出现。最初，他丝毫没有感到机体有任何变化，而且脉搏也没有变化。于是，他准备睡了。可是就"在这时"，他写道：

> 我感到不仅是我的耳朵，还有我的头，噪声很厉害，和水烧开时的声响极其相似；同时觉得周围的一切都被一种愉悦的亮光所照耀，仿佛是透过我的整个躯体才使这一切变得晶莹透明的。有这种不平常的舒适感，在我的整体意识中，自信心和自我感觉都增强了，眼前飞快闪过童话般的幻象和画面。遗憾的是我手头没有书写材料，好把这一切壮观的（原文用的着重号）经历报道出来。

虽然幻觉中没有出现任何引起色情感的景象，但是仅这些，也够诱人的。所以施罗夫接着又说："实际上我也不希望有笔和纸，免得破坏这极乐的情景，而一心企望在这意识明朗、感觉敏锐的时候，能将看到的全都佳境和画面在记忆中保留到第二天清晨。"可惜，虽然第二天一早，他第一个想法就是竭力恢复昨晚记忆中的幻象，但是除了上述这些，其他的都回忆不起来了。

差不多与施罗夫同时，1855 年，德国医生恩斯特·冯·比伯拉（Ernst Freiherr von Buber，1806—1878）男爵也做过一次类似的自体实验。

比伯拉兴趣异常广泛，具有多方面的才能。他既是植物学家、动物学家、矿物学家、化学家、地理学家，又是旅游作家、小说家和艺术收藏家，而且被认为是民族心理药物学（ethnopsychopharmacology）的先驱，有人还说他是一个决斗家，他年轻时与人决斗不少于 49 次。

比伯拉男爵生于德国的维尔茨堡（Würzburg），19 岁那年从多瑙河畔诺伊堡（Neuburg）的寄宿学校毕业后，回维尔茨堡学习法律，但不久即转而研究自然科学，特别是化学。他著述甚丰，近年他的 16 部科学著作和十多部小说中有 6 部得以重印出版。不过比伯拉最著名的书是他研究麻醉剂的著作，即他 1855 年在纽伦堡出版的《麻醉药品与人类》（Die Narkotischen Genussmittel und der Mensch）。此书阐述了咖啡、茶、巧克力、古柯、烟草、大麻等十多种植物以及砷化物即砒霜的麻醉性能，其中有些是他做自体实验的感受，同时还对半个世纪以来的相关研究文献做了系统性评述。在这部书中，比伯拉这样叙述他在自体实验中饮用大麻后的感觉：

> 我手中是一块白手帕，当我凝视它时，在手帕折痕处能看到一些极为优美的身姿；我刚刚感觉折痕的轮廓有些微的改变，便又会不意地出现新的形象。只要我期望的，在这里我都能看到：有胡子的男人、女性的脸庞、各种动物。手帕折痕的轮廓在微妙变化，呈现在我面前的是我所憧憬的景象。我就用这样的方法，轻而易举地创造出美妙的画面。

有一个叫"图尔的莫罗"（Moreau de Tours）的法国医生，真名是雅克-约瑟夫·莫罗（Jacques-Joseph Moreau，1804—1884），是一位精神病学家。1836—1840 年他在埃及和中东的长途旅行中，目睹当地人吸大麻的风气及其作用之后，决心亲自研究这一植物对中枢神经系统的作用，体验疯癫和类似于错觉或幻觉的梦境之间的关系，他也做过自体实验。他以自己的经验在1845年第一次出版的《大麻与疯癫》（*Du Hachisch Et de L'aliénation Mentale*）中不无得意地声言："我质疑任何一个人妄论大麻的作用，除非他以自己的名誉说话，并有过足够次数的享用。"

莫罗通过自己的临床观察和亲身体验，认为大麻对治疗"神经痛、神经性风湿病、躁狂症、咳嗽、哮喘、慢性支气管炎、肌痉挛、癫痫、婴儿抽搐、瘫痪、尿道出血、痛经、歇斯底里、酒精脱瘾、食欲减退"等都有良好的效果；他在书中对吸入大麻后的愉悦感觉的描述，几乎在西方的每个城市，尤其是法国和维多利亚时代的英国，都产生了很大的影响，使许多人都希望来尝试一下。据说英国的维多利亚女王也曾应用大麻来缓解她的月经痉挛。至于巴黎的一些艺术界人士，竟然把吸入大麻看作一项时尚。

法国的泰奥菲尔·戈蒂耶（Théophile Gautier, 1811—1873）是"为艺术而艺术"的重要代表。这位曾经学过绘画的浪漫主义诗人声称，黄金、大理石和猩红，灿烂辉煌、扎实坚固、色彩鲜艳，是使他产生快感的三大件。这是他富有浪漫主义特征的体验。他觉得吸食大麻非常有助于他的创作。他曾这样以诗一样的语言描述自己服用大麻提取物之后的感受：

> ……我的身子仿佛已经融化，变得通体透明。我看到，在我的体内，我服下的大麻，像一颗绿宝石似的，发散出亿万支微细的星花……我听到色彩缤纷的珠宝散落和碎裂的声响……千千万万的蝴蝶，拍动着扇子一样的羽翼，成群飞入一个微微发亮的空际。我听见色彩的声音：绿的、红的、蓝的、黄的连续不断的声浪。一只翻落的杯子，有如雷鸣循着我的周身回响……我已经完全与我自己分离，脱离开我的躯体，使陪随我的证人不明白到底我在什么地方。

戈蒂耶以自己的这种亲身感受向作家维克多·雨果和其他人推荐大麻，雨果又向另一位大作家奥诺雷·巴尔扎克推荐。经戈蒂耶和他朋友们的联络，1844 年，他们（其中包括莫罗和诗人夏尔·波德莱尔）创建起一个喜爱大麻的组织——"吸食大麻俱乐部"（Les Club des Haschischins）。

波德莱尔对大麻的确情有独钟。为表达自己吸食大麻之后的感受，这位诗人甚至专门写了一篇散文《人造天堂》（Les Paradis Artificiels）。在这篇作品中，波德莱尔赞美酒能使人"容光焕发、精神抖擞"，是"增强战士肌肉的香油"；而大麻的作用，根据他的"奇妙的体验"，是在服用之后：

> 常会有一种无形的至高的力作用于人体……这种异常愉悦的状态没有先兆。它像鬼魂似的无法期待，是一种间歇性的隐现，但它无疑是存在的，聪明的人定然能够召得。此种感觉上和精神上的神秘灵感虽然十分敏捷，仍然会出现于不同的年龄段……

戈蒂耶和波德莱尔都不是医生，但他们所描述的感受，也可以说是一种另类的"自体实验"，只是他们所谓的"天堂"毕竟是"人造的"，也就是想象中或幻觉中的"天堂"，而不是现实中真正的天堂。尽管最新的科学研究表明，大麻及其精制品在某些方面有一定的医学价值，如可以治疗青光眼患者的眼内压升高，缓解癌症病人因化疗引起的恶心和呕吐，但大麻的毒性无疑是存在的。科学家从大麻中提取出 400多种化合物，其中的"四氢大麻酚"会极大地刺激人的神经系统，长期吸食者，表现为呆滞、淡漠，注意力不集中、记忆力差、判断力损害，呈精神衰退状态。

吸食大麻后会出现的生理反应包括结膜充血、口咽干燥、心率加快、胸廓发紧和困倦、不安及共济失调。急性中毒可致幻视、焦虑、抑郁、情绪多变、妄想和精神失常，时间可持续 4~6 小时。20 世纪初，巴黎知识分子圈吸食大麻成风。一天，西班牙大画家巴勃罗·毕加索和几位朋友在蒙马特一位数学家的家中吸食大麻，结果诗人纪尧姆·阿波利奈尔出现分身现象，认为自己是在妓院；毕加索也产生极为痛苦的恐惧感，大哭大叫，说发现了一些照片，明白了自己的艺术实际上毫无价值，应该去自杀。到了 1908 年，住在巴黎蒙马特艺术家聚合地"洗衣船"（Bateau-Lavoir）的一位德国艺术家在吸过大麻和鸦片之后真的自杀了，这对毕加索震动很大，他发誓从此不再吸这种毒品了。

对大麻，国际上早就已经获得共识，明确其是一种可致心理成瘾的致幻剂。还在 1925 年，大麻即被置于《国际鸦片公约》的控制之下。到 20 世纪 60 年代后期，全球大部分国家都加强了对大麻及其制品的运输、贸易和使用的限制，并普遍对非法占有、销售和供应者处以重罚。

像许多别的植物一样，大麻也是一柄双刃剑，且是弊多利少的双刃剑。如今，大麻在世界上大部分国家都被禁止。原来大麻曾经作为镇痛剂，还曾以它的根制成心脏兴奋药，也已经不再使用。

"当我驾上古柯叶子的翅膀……"

——古柯和可卡因的实验

南美洲安第斯山脉是以产出丰富药材而闻名于世的。科学家们可以在这里寻求到治疗疟疾的特殊药物金鸡纳树皮，这里还长有一种高大的古柯树，当地的土著们干繁重体力活儿时，都喜欢咬嚼它的叶子，作为兴奋剂来忘却疲劳。这里有一个古老的神话传奇故事，说古柯树是太阳神因蒂（Inti）和他妻子玛玛·基利亚（Mama Quilla）的儿子曼科·卡帕克（Manco Capac）"恩施"给众神的"礼物"，"能消除饥饿，使疲乏者增添力量，不幸的人忘却忧虑"。一位旅行家在他的游记中写道："服用古柯后，印第安人能走几百小时，甚至能跑得比马还快，却丝毫不露倦容。"另一位作者记载说，有一个混血儿，连续五天五夜干着极艰苦的挖掘的活儿，每晚只睡两小时，除了古柯，别的什么也没有吃。有关这种树的神奇传说和它的叶子对劳动者的奇特作用，无疑会引发医学家和药物学家的极大兴趣，希望能够亲身体验它的奇效。

意大利的保罗·曼泰加扎（Paolo Mantegazza，1831—1910）既

是人类学家，又是杰出的生理学家和神经病学家。一般认为，曼泰加扎可能是对古柯叶进行认真实验的第一人。虽然纽约的药理学家塞缪尔·珀西（Samuel Percy）曾在1856年通过服用古柯浸剂做过自体实验，相信古柯叶中含有兴奋性的物质，并首次提出古柯叶可以用作麻醉剂。

曼泰加扎1854年在意大利帕维亚大学获医学博士学位之后，去欧洲、印度和美洲旅行，并在阿根廷和巴拉圭行医。1858年回意大利后，他先是在米兰医院做一名外科医生，随后受聘为帕维亚大学病理学教授。他所撰写的生理学著作，特别是有关麻醉生理的篇章，长期享有很高的威望。

一直以来，曼泰加扎都有一个想法，相信药物和某些食物有可能使人类的未来发生变化。去美洲旅行时，在秘鲁，曼泰加扎不但亲眼见过当地人吸食古柯提神，而且自己也咀嚼过古柯叶，还了解以往一些作者有关古柯的记述。回来后，他决心对这一神奇药物进行自体实验。

曼泰加扎的实验是在1859年进行的。

曼泰加扎先是咬嚼一茶匙，也就是大约3克古柯叶。他感到口内稍稍有些苦味，且开始有大量的唾液分泌；胃里的感觉是舒服的，"有如有食欲吃下清淡的食物之后的感觉"。以后几天，曼泰加扎保持同样的剂量继续进行实验。这时，他的皮肤开始感到瘙痒，但不能说是不舒服的；可是口内却出现灼痛感，而且剧烈口渴。于是他改变实验方式，不再咬嚼，而是用沸水来冲10克左右的古柯叶，然后把这浸剂喝下。这实验使曼泰加扎一直觉得像是处在患热病时的状态，而且出现耳鸣、心悸，脉搏几乎快了一倍，虽然实际上体温并没有升高。这些无疑是初期中毒的症状。可是曼泰加扎却觉得自己有说不出的自由自在，而且感到仿佛全身都充溢了活力和能量；他的精神也好像舒展得很，感觉出现一股不可抑制的热望来做体操和体力运动，或完成以前似乎是不可能的事。他以近乎做柔软体操的那种惊人灵巧的动作，从地面跳到写字台的狭窄的桌面上，上面虽然差不多到处摆满了器皿、试管和其他物品，他却没有碰撞或碰碎一件。不过这种状况是短暂的，继之以衰竭和绝对满足后内心的平静。在这种状况更替的时候，他的意识一直都十分清晰，虽然在他睡着的时候，他的睡眠呈现出不平常的多样性和虚幻性。

实验结束后，曼泰加扎写了一篇后来获奖的论文《古柯的卫生与医学性和总体上对神经的滋养作用》(*Sulle Virtù Igieniche e Medicinali della Coca e sugli Alimenti Nervosi in Generale*)。此文不但是这位医生和生理学家在理论上和实际应用方面对这种植物的阐述，更可贵的是他以自己的真切体验，描述了古柯对人体的作用。其中常被人引用的是一段他热情颂扬古柯叶中所含的可卡因的强有力的兴奋作用：

> ……当我驾上古柯叶子的翅膀，飞越77430个词语的空间，越来越感到美妙的时候，我就要笑那些被罚在泪之谷中生活的穷人……一小时后，我已能够镇静地用一只平稳的手来书写这些词语了。上帝是不公正的，因为祂不能使古柯对人长期维持其效能。我宁愿持续10年吸古柯的生活，而不指望没有古柯的10 000 000 000 000 000 000 000个世纪。

只是古柯对人体的这种作用到底由于它含有何种物质呢？

德国哥廷根大学教授弗里德里希·维勒（Friedrich Wohler, 1800—1882）是一位著名的化学家，曾分离出多种元素。他的名声使他的实验室吸引了很多学生。他与他的学生和助手阿尔贝特·尼曼（Albert Niemann, 1834—1861）曾经从动物体内分离出尿酸——嘌呤代谢的终产物。听说古柯的神奇作用后，尼曼对古柯的性质也感到极大的兴趣，热切希望能对它进行深入的研究。正好，奥地利探险家卡尔·舍尔策（Karl Von Scherzer, 1821—1903）1859年从秘鲁带回一批已经晒干的古柯叶到欧洲。于是，尼曼就从舍尔策那里得到了一些古柯叶，并于 1860 年从中分离出一种白色结晶状的生物碱，他在论文《论古柯叶子中新的有机成分》（*Uber eine neue organische Base in den Cocablattern*）中把这生物碱称为"可卡因"或"古柯碱"（cocaine）。只是尼曼不久就去世了，未能实现他的愿望，是维勒的另一个助手威廉·洛森（Wilhelm Lossen，1838—1906）接着提纯出可卡因。

19 世纪 90 年代，未来的"精神分析"理论的创始人西格蒙德·弗洛伊德（Sigmund Freud，1856—1939）还很年轻，在科学研究上才刚刚起步。1882 年，他进入维也纳全科医院（Vienna General Hospital）做临床助教。10 个月后，他来到精神病学家特奥多尔·梅纳特教授的精神病诊所（Theodor Meynert's Psychiatric Clinic）实习。从这时起，弗洛伊德就将注意力集中在神经精神系统疾病的研究上。弗洛伊德在寻求治疗神经精神疾病的有效药物时，一次偶然在一期《德意志医学周报》（*Deutsche Medizinische Wochenschrift*）上读到德国军医特奥多尔·阿申勃兰特（Theodor Aschenbrandt）写的一篇有关对巴伐利亚士兵在秋季演习中所做的医学实验的文章。文章报道了 6 例实验，作者这样描述其中的一例：

> ……行军第二天，天气十分炎热，士兵 T 累倒在地。我给他喝了一匙水，里面滴了 20 滴氢化可卡因（0.5∶10）。约 5 分钟后，T 自己站了起来，继续行军几千米，一直走到目的地。尽管天气仍然很热，他背的装备也很重，但抵达目的地时他仍然是活蹦乱跳的。

文章还用了"抑制饥饿""增强耐力""提高心理素质"等词句来形容可卡因的作用。是这些士兵体内原来就积蓄有大量的体能呢，还是可卡因使他们产生出新的力量？可卡因产生耐力的特性是什么？这些问题都引起弗洛伊德的思考。弗洛伊德检索所有的文献目录，尽可能找来有关可卡因的书刊，仔细阅读研究。他读到一篇早在 1787 年写的报告，说有一位博学的传教士用可卡因竟然治愈了一例严重的歇斯底里症患者；另一报告说此物甚至使忧郁症患者的病状"有了起色，变得开心，愿意进食了"等等。这些报道所说的药物作用的传奇色彩，虽然不免使弗洛伊德觉得有些"难以置信"，但是他仍旧非常感兴趣。他想：如果所说的都是真的，那么可卡因肯定还有未被发现的医疗价值，有必要对它做进一步研究。他后来在1884年4月23日给他未婚妻玛莎·伯奈斯的信中这样写到他当时的想法：

> ……我现在有一个想法和一项计划想告诉你，也许它根本就不是什么新鲜事：一个德国人把可卡因用在士兵们身上，发现它能使士兵更有力量和耐久性。我也订购了一些，打算用它先来尝试治疗心脏病，再治疗神经衰弱，并计划专门对戒毒难受的那些情况进行实验。可能现在已有很多人试验过了，因此也许我是在白费功夫，不过我不准备放弃。你知道，只要百折不挠，最后总会成功。
>
> （熊向辉等译）

弗洛伊德肯定了可卡因还有未被发现的医疗价值之后，就决定在自己身上进行实验。于是就从位于德国中南部达姆施塔特城的那家曾为阿申勃兰特提供可卡因的默克化学公司订购这药品，虽然它的价格十分昂贵。一天，当他因为疲劳过度感到心情有点压抑时，他便将0.05克可卡因溶入水中，然后喝了下去，和衣躺到床上，看会有什么反应。没多久，他感到心情舒畅多了，甚至产生了一种轻松悠闲的感觉。随后，他从床上起来，走到书桌跟前。这时，他觉得嘴唇和舌头有点增厚，紧接着又觉得全身有些发热。他试着喝了一杯凉水，只觉得这水碰到嘴唇上是热的，而咽到喉咙里又是凉的。这使弗洛伊德得出结论："这种剂量的可卡因与其说是产生了直接的刺激，还不如说是消除了总的来说处于健康状态的人体中造成压抑的生理因素。"

有好几小时，弗洛伊德都被刺激得无法入睡；而且他既不觉得饥饿，也不感到疲劳，反而很想使劲用一阵脑子。于是，他兴致勃勃地连续工作了几小时，直到凌晨两点钟，药效才开始减退，而脑子的思路却始终保持清晰；第二天早晨 7 点钟起来，也没有丝毫的倦意。

以后几个星期里，弗洛伊德又好几次以同等剂量的可卡因进行自体实验，都获得了同样的结果。在这样做了数十次实验之后，弗洛伊德又得到同事弗莱施尔 - 马克索夫的许可，对他进行了实验。

恩斯特·冯·弗莱施尔 - 马克索夫（Ernst von Fleischl-Marxow，1846—1891）是奥地利的一位医生和生理学家。他吸入吗啡上瘾，天天增加剂量，以致无法自拔。在决心戒绝后，他陷入极大的痛苦中。弗洛伊德将一杯掺有 0.05 克可卡因的水给他。喝下去之后，他就很快感到肋骨疼痛有明显缓解。只是有一次，他自己因为可卡因用量过度，曾陷入了半昏迷状态。这让弗洛伊德意识到，显然，可卡因也是有危险性的，并不像文献上说的那样绝对安全。那么多少才算是超剂量呢？

在以后的自体实验中，弗洛伊德减低了剂量，同时还把自己的实验情况向几位同事公开了。他们中有些人也使用了这种药物，给自己带来确凿的效果，相信可卡因不仅能消除疲劳，并且能产生足够的体力来进行长途跋涉，简直抵得上一顿丰盛的饭菜。根据这些对他自己和其他人的实验，弗洛伊德决定如他在 6 月 2 日给伯奈斯的信中说的，要"收集资料为这神奇的物质唱一曲赞歌"。这"赞歌"便是他发表在 1884 年第 2 期《综合治疗中心报》（*Centralblatt für die gesammte Therapie*）上的一篇长达 26 页的论文《论古柯》（*Uber Coca*）。在论文中，弗洛伊德对照了五种不同语言的刊物上的资料，又引用他在实验中获得的证据，论证了可卡因对饥饿、睡眠和疲乏所产生的作用。弗洛伊德写道：

> 剂量在 0.05~0.10 克之间的盐酸可卡因，其效能是使人产生兴奋和持久的欣快感，这完全不像是喝过酒精后的那种兴奋。人感到自己是力所能胜的、精力充沛的和积极活跃的，不同于酒精、茶精和咖啡因的精神刺激，而是正常的强壮，有工作能力。古柯具有神

奇的功效，有助于不知疲倦地完成长时间剧烈的智力和体力工作；对于人人都不可或缺的饮食、睡眠，完全可以置之度外。就是上了瘾，人还是能吃能喝，即使克服不了这瘾头，也还是能过得去，可以不睡，虽然有需要的话，不妨睡一会儿。初期上瘾，失眠症是常有的，但那并非因为烦恼和痛苦。

在论文中，弗洛伊德提出，可卡因对消化功能紊乱、消化不良、贫血、梅毒、阳痿和各种热病，以及吗啡上瘾、酒精上瘾等病症，都有实际的疗效。

在弗洛伊德的同事中，卡尔·科勒（Carl Koller，1857—1944）和利奥波德·柯尼希施泰因（Leopold Konigstein，1850—1942）都是眼科医生，他们曾说起，像沙眼等眼病，当时没有办法进行手术，可是痛起来难以忍受。这时，弗洛伊德想到，该告诉他们，也许可卡因对眼病方面的止痛会有一些效果。

比弗洛伊德年少18个月的科勒出生于波希米亚的许蒂休芬（Schuttenhofen），即今日捷克的苏希采（Susice），1882年从维也纳大学毕业后，进了维也纳全科医院，做眼科实习医师，正争取成为一名助理医师。科勒是一个对事物很有敏感性的人，他在眼科方面的想法十分独特，也可以说是有些超前，以致常常使同事们觉得此人非常固执，因而有些讨厌他。科勒敏锐地觉察到在眼科中麻醉的需要，并已经开始寻求某种能够对眼睛起麻醉作用的药物，像吗啡、水合氯醛等，他都曾经用来试验过，但都白费精力。不过科勒并未停止探索。正是这种精神，最终使科勒在弗洛伊德的启发下，通过可卡因的应用，在眼外科方面开始了一场革命。

那是有一天，弗洛伊德正与几位同事（科勒也在内）在医院的院子里时，一位实习医生从他们跟前走过，脸上露出一副剧烈疼痛的神情。弗洛伊德看到这情景，便对他说："我想我可以帮助你。"于是，他们便来到弗洛伊德的房间。弗洛伊德给他用了几滴药水，他就立即不再感到疼痛了。这时，弗洛伊德向他们解释说，这是南美洲的一种叫"古柯"的植物的提取物，它似乎能够缓解疼痛，自己正准备写一篇相关的文章发表。科勒当时并没有说什么，但是当他后来读了弗洛伊德的《论古柯》后，陷入了深思，并立刻行动了起来，有时还和弗洛伊德一起干。他与弗洛伊德一起喝可卡因溶液，比弗洛伊德更强烈地感受到舌头麻木；弗洛伊德还多次与他一起，用测力计来测试自己：在服用可卡因之后感到肌力明显增大，究竟仅仅是由于主观的错觉，还是客观存在的事实。可惜，弗洛伊德后来错过了这一成功的机会。对此，弗洛伊德在《自传》里这样说："就在这项工作进行到一半的时候，突然有一个可以前去探望未婚妻的机会。当时我们已分别两年之久。我匆忙结束了对可卡因的研究……"就在这段时间里，科勒带了一瓶可卡因的白色粉末来到萨洛蒙·斯特里克教授的病理学研究所，向所里的一位教授宣称，他已经有理由认为可以进行医科的局部麻醉了。于是他从瓶子里倒出可卡因进行实验：先是试用于一只青蛙、一只兔子和一只狗的眼睛，然后用于他们自己的眼睛，全都获得成功。科勒初步写了一篇"预备通讯"，于同年9月15日在海德堡举行的眼科大会上进行实际演示。一个月后，10月17日，他又在维也纳医生协会举办的大会上宣读了一篇这方面的论文，不久之后就正式发表了。在论文里有这样一句话："可卡因已经因我医院里的同事弗洛伊德博士的饶有趣味的治疗论文而明显地受到维也纳医生们的注意。"表达了对弗洛伊德的先驱工作的承认。弗洛伊德则在《自传》中肯定了科勒的工作，说科勒"当然要被认为是可卡因局部麻醉的发现者"，并声言自己"并不因为这一研究的中断而埋怨我的未婚妻"。两人都充分肯定对方的功绩，显示出科学家应有的态度。

与此同时，利奥波德·柯尼希施泰因将可卡因用于缓解沙眼、虹膜炎等眼科疾病的疼痛，工作做得切实，取得一些成功。随后，他在弗洛伊德的帮助下，通过挖去狗的一只眼睛而将可卡因麻醉的应用扩大到外科领域。相比之下，弗洛伊德因显然是迟了一步。在10月17日的大会上，他也宣读了一篇有关可卡因的论文，但没有提科勒的名字。人们认为他这样做的动机是企图争夺优先权，不如科勒那样具有骑士风度。

实际上，扩大可卡因应用范围的功绩，应该归于德国的施莱希医生。

卡尔·路德维希·施莱希（Carl Ludwig Schleich, 1859—1922）先后在苏黎世、格赖夫斯瓦尔德和柏林学医，曾给大医学家鲁道夫·菲尔绍做助手。他1887年获格赖夫斯瓦尔德大学的博士学位，在该校工作了一年，随后去柏林开业行医，1899年被任命为柏林大学教授。1900年他成为"格罗斯-里希特菲尔德医院"的外科主任。

施莱希对可卡因的兴趣并不是偶然的，无疑是受他做眼科医生的父亲的影响，他后来成为一名外科医师之后，发展了局部麻醉。

那是在1890年，施莱希像往常一样，生气勃勃地坐在朋友们中间，海阔天空地聊天，什么脑切面、新标本，还有人体的种种谜一般的现象，以及被所谓神经胶质这种谜一般的物质所包围的神经的奇异性能等。谈到这些的时候，喜欢说俏皮话的施莱希突然跳了起来，喊道："神经胶质，它不就是大钢琴的琴弦消音器、电消音器、音栓调节器和制动调节器吗！"他这俏皮话的意思是：如果能将足够改变了成分的血液或别的液体注射到皮肤感受器的组织中，就有可能抑制或者加强神经系统的感受性。

施莱希是一个十分容易冲动的人。他一想到什么，就喜欢立即动手干起来。在表达了上述想法之后，他便决定要通过实验来证实自己的想法。说过此话后不到半小时，施莱希便跑回研究所，当着他的助手戴维·维特科夫斯基（David Wittkowski）的面，给自己注射了一些类似血液的盐溶液。他相信，根据这些实验，他弄清了，在兴奋的状态下，水是人体的有效麻醉剂；并进一步发现，如果再给这溶液加上0.05%的食盐，将会提高兴奋性，而且从其作用来看，食盐的生理溶液可以与血液相媲美。不久，施莱希告诉人，"还发生了一件具有决定意义的事"，那就是：

> 如果在 0.05% 的食盐溶液中加入可卡因，那就会使整个麻醉剂的实效增加好几千倍。同时还发现新的局部麻醉：别人只能皮下注射可卡因的地方，我因为使毒性温和了，就可以进行肌肉注射等。数百次的自我实验渐渐地证明了，经我这样处理过的机体组织，接受穿刺、压迫、紧扼、诊刮、烧灼等手术，都绝对无感受性。

这种被称为"浸润麻醉"（infiltration anesthesia）的简单方法，施莱希后来进行各种手术（包括切断术、眼球摘除术等比较大的手术）时都试验过，接受手术的病人都完全感受不到疼痛。

有关这新方法的消息传播得很广，大批病人来找他。施莱希每天都要做 12 道以上的手术；从国外还陆续有数百位医生来他这里实习。的确，施莱希说得对，在柏林，一个普通的开业医生，如果治病不用麻醉，他是不会有几个病人的。

现在，施莱希觉得可以向同行们宣布他的这一发明了。1892 年，在德国外科医师代表大会上，施莱希做了报告。在报告中，他简单地叙述了自己有关浸润性麻醉的理论和实践，描述了取得的成就。最后他说：

> 有了这一无害的方法之后，如果在有机会充分应用可卡因的时候还采用别的有危险性的麻醉，我认为不论从思想上、道义上还是刑法上说，都是更加不能容忍的。

施莱希这样的结束语使在座的 800 位同行感到深受侮辱，会场掀起了一阵骚动，可能还有来自大会主席方面的压力，使施莱希不得不收起笔记本离开会议大厅；只有一位叫利陶尔（Littauer）的老医师走到他的面前对他说:"我年轻的同事,我不知道您是否真的完成了这一发现,要是真的,那么此刻所发生的一切乃是科学上一件前所未闻的事。"

挫折并没有吓倒施莱希。他安慰自己,其他许多医学发明命运也并不好。他不气馁,继续做他的手术,因为病人没有过错,不能因为自己有情绪而影响对他们的治疗。不过只要是真正优秀的东西,总是会被人认识的。渐渐地,按照他的方法施行手术的医生一天天增多,他的发明终于获得了承认;他关于这种手术的著作原来遭到拒绝,现在也得以出版了。在后来的一次外科医师代表大会上,与会者产生了这么一个印象:上次丢丑的不是施莱希,而是他们自己。

曼泰加扎、尼曼、阿申勃兰特、弗洛伊德、科勒、施莱希等人都是值得赞赏的,他们的科学头脑和远见,使他们从印第安人对古柯叶的原始应用上看到这种植物可能拥有的医学潜能,并竭力去挖掘它的潜力,使可卡因在欧洲一时为很多人所知晓和应用。但是这样一来,除了外科医生用于局部麻醉外,很多人也对可卡因的作用几乎到了迷信的程度,他们相信它可以治疗急性鼻炎、淋病、呕吐、晕船、花粉症(枯草热)、鸦片瘾、乳头疮、阴道痉挛、百日咳、神经痛、痢疾、气喘、梅毒、心绞痛等范围十分广泛的患者。

如今,深入的医学研究证明,可卡因除了可以用于局部麻醉外,小剂量还能使人感到愉悦、欣快和欲望的满足,表现出活力充沛、不感疲劳;但是剂量稍大或长期、反复应用,则出现中毒症状和成瘾性。20世纪以来,可卡因的滥用一直困扰着各国政府和医学界,不少人,甚至一些名人都因服用可卡因成瘾而苦恼,被称为"世纪球王"的阿根廷球星迭戈·马拉多纳(Diego Armando Maradona,1960—2020)就是典型的可卡因的受害者。

"我觉得像是处在睡梦中"

—— 吗啡的实验

初夏之际，夹杂在银绿色的叶子中间，一朵朵殷红的罂粟，开得漫山遍野，无比艳丽。自然，罂粟花的美，不过只有数天的活跃期，罂粟的价值，主要还在于它那并不美丽的蒴果：切割蒴果流出的汁液，经太阳晒干，加工成黑色的膏状物，凝固后便成鸦片。

鸦片自古就为医师们和一般人所熟知和运用。在他们看来，它首先是一种药物，能让人入睡。古代的作家们常喜欢用希腊神话中冥府里的河流"忘川"（Lethe）来形容它，意思是喝了浸酒或拌水的罂粟汁，会使人沉醉在深沉的睡眠中，有如喝了忘川之水，忘掉清醒时的一切烦恼和痛苦，有时甚至会出现美好的梦境。此外，他们还认为它具有镇静、麻醉等作用。17世纪英国的大医师托马斯·西德纳姆（Thomas Sydenham，1624—1689）十分赏识鸦片的药用价值，他甚至赞叹说：

> ……在这里我忍不住要大声歌颂伟大的上帝，这个万物的创

造者，他为人类的苦恼带来了舒适的鸦片，无论是从它能控制的疾病数量，还是从它能消除疾病的效率来看，没有一种药物具有鸦片那样的价值。……没有鸦片，医学将不过是一个跛子；而且谁都明白，只要有了它，就可以做许多事，其他任何单种药物绝不可能提供那么多。

在西德纳姆看来，若是没有鸦片，医学似乎就没有生存的余地，至少是没有发展的可能；有了鸦片，医生才能在治疗上创造出奇迹。特别是据说吸入鸦片会让人产生飘逸自如的愉快感觉，直到今天还有人希望体验一下这种感觉。如美国电视台探索频道《流言终结者》节目的两个主持人：亚当·萨维奇（Adam Savage，1967— ）吃下整整一条嵌了罂粟籽的蛋糕，来感受半个钟头后鸦片带来的特殊的美好感觉；杰米·海纳曼（Jamie Hyneman，1956— ）吃下三个嵌罂粟籽的面包圈，来体验两小时之后的感觉。

考察将鸦片作为药物进行专业研究的历史，普鲁士的年轻化学家泽尔蒂纳是一个关键人物，是他使罂粟和鸦片的效能增强了若干倍。

弗里德利希·威廉·泽尔蒂纳（Friedrich Wilhelm Adam Sertürner，1783—1841）生于神圣罗马帝国诞生地帕德博恩（Paderborn）附近的诺伊博斯（Neubaus）。在他工程师和化学家父亲的实验室里，像那个时代的许多年轻人一样，泽尔蒂纳整天喜欢沉湎在研究中，希冀从一个个坩埚和细颈玻璃瓶中发现炼金术士所向往的"哲人之石"或"永生之水"。父亲得意地想："将来他一定会成为一个伟大的学者。"这确实是他的愿望。但是他父亲很早就去世了，泽尔蒂纳只好去帕德博恩给一名宫廷药师当学徒。不过这也很好，在这里他可以对他希望研究的物质进行分解和实验。最初可能是偶然，他去对鸦片进行实验，随后就一直把兴趣集中在鸦片上，进行了多年的研究。

泽尔蒂纳是1803年开始研究鸦片的。到了1806年，泽尔蒂纳迁居到哥廷根（Göttingen）以北的艾恩贝克（Einbeck）之后，用从鸦片中分离出来的物质，对四只狗和一只在实验室里游荡时被抓住的老鼠进行实验。他给每一只狗的量是 6 格令（grain，1 格令为 64.8 毫克）；1 小时后又给予了 6 格令，因此，计算起来，总量大约有 650 毫克。结果，泽尔蒂纳发现这些狗都呕吐了，并出现痉挛，显得十分困倦，但又不睡。不久那只"文文静静的小狗"死了。分离物没有使这些狗入睡，表明它不纯，含有过多的杂质。

十多年之后，泽尔蒂纳于 1817 年明确说，他从鸦片中分离出一种纯粹的白色结晶体粉末，并对狗等动物和他自己做了 57 次实验，来试验它的性能，证实它主要的药理作用是镇静、催眠和镇痛。他还指出，它之所以具有这些作用，是因为它含有"催眠原理"（principium somniferum）的催眠物。于是，他据希腊神话中梦神摩耳甫斯（Morpheus）的名字，将它命名为吗啡（morphine）。关于他的实验，泽尔蒂纳曾这样回忆说：

> 为了严格检验我原先的实验，我怂恿三个不超过 17 岁的人，和我一起，对吗啡进行同步实验。我只投入半格令溶入少许酒精并用几盎司蒸馏水稀释过的吗啡，以免产生上一次的不良效果。这（或许是酒精的关系）使我的脸颊和眼睛都红起来了，总体的生命功能似乎也增强了。半小时后，另投药半格令，这一来，情况明显加重了，感到有短暂的呕吐倾向和隐隐约约的头痛，并伴有麻醉状态。
>
> 又过了 15 分钟，我们又吞服了半格令的纯吗啡，加 10 克酒精和半盎司水。这对三位青年产生的效果明显迅速且严重。胃部出现疼痛，疲惫不堪，严重的麻醉状态几乎导致昏厥。我也是同命运的人。我觉得像是处在睡梦中，伴随我脉搏的跳动，我感到四肢，尤其是两臂有轻微的痉挛。这些明显是被麻醉的症状，尤其是三个年轻人衰弱的状况，使我很担忧，于是我在半无意识中让他们喝 1 夸脱多，也就是 6~8 盎司的浓醋，还有其他同类的东西。结果引起严重呕吐，有一位甚至在好几小时之后还感到身体特别受到损害，胃

都已经完全吐空，觉得自己如此极度疼痛和可怕的呕吐还会继续下去。在这种情况下，我就让他服下碳酸镁。于是，呕吐立刻减轻了，度过了深睡的一夜。早晨起来后，虽然再次呕吐，给了大剂量的碳酸镁之后，也立即减弱了。他失却食欲、出现麻醉状态，还有头痛的状况数天之后才消失。考虑到这些十分不舒服的感受，我猜想，即使少量的吗啡，也有强烈的毒性作用。……鸦片最主要的药性可能就来自纯吗啡，这就只好留待医生们去实验了。

泽尔蒂纳借助希腊神话中的梦神摩耳甫斯将鸦片的提取物命名为吗啡，真是太奇妙了。在神话中，摩耳甫斯既是睡神修普诺斯（Hypnos）的儿子，也是修普诺斯的孪生兄弟死神塔那托斯（Thanatos）的侄子，鸦片和吗啡的确具有睡梦和死亡的双重特性。有史以来，它吸引了多少人呀。1797 年的一天，英国浪漫主义诗人塞缪尔·泰勒·柯勒律治（Samuel Taylor Coleridge，1772—1834）像往常一样，服过鸦片以后，随手翻开英国游记作家塞缪尔·珀切斯（Samuel Purchas，约 1577—1626）的《朝圣》（Pilgrimage），读到中国元朝的第一代皇帝元世祖"忽必烈汗下令在此建立宫殿，并在其中修筑富丽堂皇的花园，于是把十英里肥沃土地圈进了围墙"时，便沉入了睡乡。在梦中，他随手将呈现在面前的种种幻象记了下来，足足有二三百行诗句。梦中所见的景象是那么的清晰，甚至醒来之后他仍记忆犹新。可惜只记录了大约 50 行，就被一位来客打断了，于是就再也记不起来了。不过借助鸦片产生的这首他称之为"片段"（A Fragment）的 54 行《忽必烈汗》，仍被公认是英国文学的经典。

但鸦片、吗啡的副作用是明显的。托马斯·德·昆西（Thomas de Quincey, 1785—1859）是英国著名的散文家和评论家，可谓一位才子，但他也是一个著名的鸦片瘾者。他在他的因之而闻名的自叙散文《一个英国瘾君子的自白》（Confessions of an English Opium Eater）中承认，自己在服用鸦片之后，常常会"像婴儿一样的无力，甚至连尝试站起来都办不到","智力上对可能办得到的事情的忧虑大大超过实现它的能力";智力上的麻痹不但使他经常做各种各样怪异的梦,甚至清醒时都影响到他对时间感和空间感的正确理解……更严重的是,过量服用鸦片,会引起急性中毒,因抑制呼吸而死亡。中国古代有些做官的,出事后就常通过吸入过量的鸦片来自杀。

那么,鸦片或吗啡中毒后,有解救的办法吗?用多种物质做了一次次的实验之后,医学界认为高锰酸钾有效。

1893年的冬季,一位叫威廉·莫尔(William Moor)的医生当着几位朋友的面,先是服用了3格令吗啡,随后即服下4格令高锰酸钾溶液。结果,不但没有出现任何吗啡中毒的症状,他甚至一点都未曾感到有什么不舒服,好像根本没有服用过吗啡似的。

3周后,1894年1月,纽约顺势疗法医学院的两个学生,学院教授和医院理事威廉·托德·赫尔默思的侄子霍华德·S. 尼尔森(Howard S. Neilson)和奥斯卡·N. 迈耶(Oscar N. Meyer)也做了类似的实验,地点就在麦迪逊大街299号纽约顺势疗法医学院,不过他们的实验对象不是自己,而是从街上抓来的6只流浪狗。尼尔森和迈耶给实验狗灌下吗啡溶液,直到它们陷入昏迷状态,然后又给它们灌高锰酸钾溶液。6只实验狗醒过来后,情况良好,没有1只死亡。

著名的《纽约时报》觉得吗啡解毒剂的发现不是一件小事,于是在这年的2月2日进行了报道。在这报道之后,医生们就放心地运用高锰酸钾来作为鸦片和吗啡的解毒剂了,如1894年3月14日晚9时,一个叫乔治·邓迪(George Dundear)的人服用5盎司的鸦片酊企图自杀。发现后,医生们尽一切努力使他苏醒,都无效。最后,把邓迪送到顺势疗法医学院,用这新发现的解毒药来抢救,取得了疗效。

"一个魔鬼侵袭了我，附着了我的肉体、精神和灵魂"

——致幻剂的实验

在南美洲的印第安人，特别是阿兹特克人遗留下来的绘画和其他造型艺术中，常会看到背景中有一枝或几枝挺立的巨型仙人掌或仙人球。这些古代部落的人把它看作神圣的植物，相信是神明的施予；也有人称它为"岳母的坐垫"（Mother-in-law's Cushion）。在阿兹特克人所盛行的"人祭"太阳神的盛典上，以及其他的宗教仪式中，仙人掌被以圣礼的方式传递食用。人们往往先是吃其果实，然后喝水，一圈又一圈地传着、吃着，同时唱颂歌、念颂词，通宵达旦，竟持续几天几夜。在这神圣的时刻，喝下仙人掌或仙人球的液汁后，人会出现幻觉，与周围的世界脱离，感到自己已经和神灵会合，觉得自己也摆脱了一切的邪恶。今天，对仙人掌的崇拜在南美的印第安人中间仍然盛行。

仙人掌在阿兹特克和其他部落中的这种崇高地位引起欧洲人的极大的注意。因此在克里斯托弗·哥伦布将它带回到旧大陆之后，很快就掀起研究的热情。1737 年，著名的瑞典植物分类学家卡尔·冯·林奈已经鉴别出24种仙人掌或仙人球属植物，接着是设法了解它们的性能，有些科学家是以自体实验的方式来研究的。

德国的路易斯·莱温（Louis Lewin，1850—1929）1876年成为柏林大学医学博士，2年后去慕尼黑"福伊特和佩滕科费尔实验室"（Laboratories of Voit and Pettenkofer）进修；1878年回柏林大学任药学系助教，同年成为医学系的编外讲师（privat-docent），1897年被任命为教授。

1886年，莱温在中南美洲旅行期间，得到一种仙人球，带回来供柏林植物学研究所（Botanical Institute of Berlin）的冯·亨宁斯（von Henings）等人研究，亨宁斯从中提取出仙人球毒碱（mescaline，此前曾被音译为"麦司卡林"）。

瓦尔特·弗雷德金（Walter Frederking，1904—1965）是德国汉堡的一位心理治疗学家。他对仙人球的性能很感兴趣。为了了解它的提取物仙人球毒碱是否对治疗疾病有效，他足足花了十七八年时间进行研究，其中仅仅做自体实验，就多达40次。

弗雷德金根据自己对历史文献的了解，在进行自体实验时，最初吸入了0.5毫克仙人球毒碱，让同事们观察自己的生理变化情况。后来他这样回忆对这次实验的感觉：

> 在被仙人球毒碱麻醉的状态下，我突然出奇地明了我行为上特有的动机和某些隐蔽的性格特征，这些，以前我仅仅只有抽象的了解。现在，对于我本人和部分我实验时在场的同事来说，这些好像全都公开化了。许多形象一下子出现，一下子又迅速消失，不过其中有一些还是时时在重现，成为模糊的幻象，在我的眼前浮动。我犹如在梦中观察这些轮廓不断变化的形象。

弗雷德金还描写道，在吸入仙人球毒碱后的幻觉中，曾觉得自己升上了一个有千百个太阳、气流回旋、斑驳杂陈的天空中。可以说，在当时还未曾发现有一种能如此强烈刺激大脑的麻醉剂。

只是，弗雷德金在实验中的感受，是否具有典型性呢？说不定只是由于他特异的生理状况才有的感觉，而对他人则是另一回事。为此，弗雷德金请几位医生也以与他同样的剂量来做实验。

参与实验的一位青年神经病理学医生说，在被麻醉的状态中，他好像被带进一个球形的舱子里。渐渐地，他处在这球的中心，觉得周围的整个世界和他自己，都成为空旷无边的东西了。

医学史家评论说，这位神经病理学医生产生这样的体验，显然与他事前了解药剂的麻醉性能有关。同一时间参与实验的另一位神经病理学医生在被麻醉的状态下，并没有觉得自己已经飞驰到另一个世界，而是仍旧留在造孽的地球上。第三个参加实验的神经病理学医生无疑是一个行动迟缓、颓唐的人，他在服用了这一麻醉剂之后，只感到他周围的世界在无尽地扩大，而他自己则变得越来越小，最后竟只剩下一个下颌。

有趣的是，第三位医生在实验中的这种奇特感受，与他童年时的生活有关：当他小时在乡村学校读书的时候，因为他上排的牙齿过于突出而受到同学的嘲笑。此后多年里他都尽力挪动下颌，希望以此来掩盖自己这一生理缺陷。于是，下意识地，下颌就成了他追求的目标和核心。因而在他被麻醉、意识放松的状态下，他的这一愿望得到了实现。

对这类实验的记述表明，被麻醉剂麻醉的状态和梦中的情景有多么的相似啊！在这种情景中，人好像能够格外具有洞察力。其实，有助于研究这一现象的不只是仙人球毒碱，还有另一种著名的麻醉剂LSD。

LSD 为 lysergic acid diethylamide（麦角酸二乙基酰胺）的缩写，是一种强烈的致幻药，通常都在实验室合成，但也可由麦角碱得出。

研究证明，当黑麦被麦角菌侵入，发育成坚硬的褐色或黑色的角状物——麦角之后，人若误食了这种麦子磨成的粉，就会中毒，产生幻觉，乃至痉挛死亡。中世纪葡萄牙的天主教圣徒教会医生圣安东尼（Saint Anthony，约 1195—1231）就因此而死于意大利的帕多瓦。于是，麦角碱中毒被称为"圣安东尼之火"（Saint Anthony' Fire）。1691—1692 年的冬春，在美国马萨诸塞湾殖民地塞勒姆镇（Salem），有几个年轻妇女和女孩子多次聚在一起向一位来自西印度群岛、自称会施行妖术并发现过女巫的黑人奴隶提土巴（Tituba）和她丈夫学看手相和面相后，很快，她们的动作就有点神经质起来，甚至肌肉痉挛、发生惊厥，宣称她们受了巫术的蛊惑，并指名道姓地说谁在蛊惑她们，从而造成一宗历史上著名的"塞勒姆女巫审判案"（Salem witch trials），招致 150 人被关押候审，其中有些人被当作女巫绞死。学者研究指出，这些女孩可能是由于麦角碱中毒，才产生幻觉，以为自己的确看到了女巫。这类中毒事件在历史上不止一次发生过，特别在俄国和欧洲流行了几个世纪，有的还蔓延得很广。1582 年，德国药物学家亚当·洛尼泽（Adam Lonitzer，1528—1586）发现麦角碱可用作催产剂或流产剂；现在它只被限于在产后大量失血时用于止血。

1917 年，瑞士山德士公司（Sandoz Ltd）的主持人、药物学家亚瑟·斯托尔（Arthur Stoll，1887—1971）教授在印度从麦角菌中分离出麦角碱。很快，到了 20 世纪 30 年代，美国的洛克菲勒研究中心即发现这一生物碱的原子，称之为"麦角酸"（lysergic acid）。为了在国际上占有领先地位，斯托尔教授请手下的一名研究人员霍夫曼来研究麦角碱。

于 2006 年 1 月 11 日度过百年寿诞的艾伯特·霍夫曼（Albert Hofmann，1906—2008）生于瑞士，进苏黎世大学专攻化学；他主要的兴趣是动植物化学，后来因在对无脊椎动物内部的角质物质（chitin，即几丁质）所做的重要研究中取得成绩，获博士学位。

霍夫曼于 1929 年春进山德士药物研究中心，从事未被定性、未知用途的麦角菌研究。差不多 10 年后，1938 年 11 月 16 日，他以麦角的生物碱与不同的氨基合成了 25 种结构不同的产品，简称 LSD-

25。为了解它的性能，实验室里的同事们先是对动物进行实验，发现它会致使动物严重烦躁和不安，后来又在自体实验中发现它会引起子宫强烈收缩，却看不出有什么药用价值。

5 年后，1943 年 4 月 16 日，霍夫曼后来在他的《LSD——我那惹是生非的孩子：对致幻药物和神秘主义的科学反思》（*LSD My Problem Child: Reflections on Sacred Drugs, Mysticism, and Science*）一书中回忆了他当时进行自体实验前后的情况：

> ……1943 年春，我再来合成 LSD-25。第一次合成时，只产生几厘克的化合物。在合成的最后阶段，麦角酸二乙基酰胺提纯和结晶成为酒石酸盐（tartaric acid salt）的时候，我因产生一种不平常的感觉而停下了工作。下面是我当时向斯托尔教授报告中的叙述：
>
> "上星期五，1943 年 4 月 16 日下午，我被迫中断实验室的工作回家，感到一种奇特的烦躁，伴有一点点眩晕。在家里，我躺了下来，陷入一种类似酒醉后的不快状态，表现出极富刺激性的想象。在眼睛紧闭、似梦非梦的状态中（日光刺得我十分不快），我只感到一些怪诞的画面和意想不到的物体以强烈的色彩和多变的形体在不断流动。大约两小时之后，此种状况才淡出。"

这使霍夫曼感到困惑：那天他在合成 LSD-25 时，一直都像以往一样小心谨慎，怎么会被这一新化学物质感染呢？是无意中舔了一下偶然溅上这药物的手指，还是有微量的 LSD 通过皮肤被吸收？那么也许是通过呼吸感染的。这感觉激发了他的兴趣。为了搞清楚是怎么回事，于是在三天之后，霍夫曼有意对这一麻醉剂进行自体实验。

下个星期一，即 1943 年 4 月 19 日的下午，4 时 20 分稍过。霍夫曼口服了 10 毫升左右的 0.25 毫克经水稀释的 LSD。至 5 时，开始感到眩晕，出现焦虑感，视物变形，有麻痹症状，并想要发笑，所以只好努力让自己说的话使实验室同事们能够听得明白。后来，他要求帮他做实验的助手苏珊·拉姆斯泰因护送他回家。那是战争年代，汽车是限制使用的，所以他只能骑一辆破自行车回去。当踩着自行车过街的时候，霍夫曼回忆说："我的情况开始变得可怕。我视域中的每一个物件都在晃动，变了形，像是在一面哈哈镜中看到的一样。我还有无法移动一步的感觉。我的助手后来告诉我，实际上我当时骑得非常快。最后，我们平安且毫发无损地回了家，并马上让我的助手去召唤我的家庭医生，还向邻居要牛奶喝。"后来，他感到神志有些失常，陷入了昏迷状态，但短时间内仍然思维清晰，并选定牛奶做非特定的解毒剂。不过，霍夫曼接着说：

> 间或，眩晕和昏厥很厉害，使我再也站立不起来，只好躺在沙发上。现在，我的整个环境都以更为可怕的方式起了变化。房间里的一切都在转圈子，熟悉的东西和一件件家具都现出怪诞吓人的模样。它们都一直在动，像活的一样，像是被内心的烦躁所驱使。隔壁那位我刚认识的夫人给我送来牛奶，但整整一个晚上，我只喝了两升多一点。（在我的视域里）她也不再是 R 夫人，而是一个戴面具的隐藏的恶女巫。
>
> 更糟的是外在世界这些变形的恶魔都是我自己、我内在意识的变化所致。我每一次努力，每一次企图使这外在的分裂世界和我的自我能够消失，仿佛都是徒劳无功的努力。一个魔鬼侵袭了我，附着了我的肉体、精神和灵魂。我跳呀，喊呀，试图去摆脱它，后来我就倒下了，绝望地躺到沙发上。那个我想用来实验的物质已经把我征服了。是恶魔轻蔑地战胜了我的意志。我被极怕会发疯的想法所控制。我被投入另一个世界，另一个地区，另一个时间。我的躯体似乎没有感觉，没有生命，属于他人了。我正在死去吗？是在向死亡过渡吗？有时我相信我是处在我自己的身体之外，随后是作为一个旁观者，清楚意识到，我的处境是个十足的悲剧。我甚至未

能与我的家庭告别（我的妻子和三个孩子那天都去卢塞恩看望她的父母了）。他们会理解，我并不是轻率不负责任，而是极其谨慎地进行实验的，结果却是这样的意想不到吗？更使我忧虑和失望的不只是因为这个年轻的家庭会失去一位父亲，还因为我害怕离开我化学研究的工作。这工作，在即将获得成效的中途停滞了下来，对我来说，关系太大了。这时，我又产生了一个颇有讽刺意味的想法：如果我被迫现在就过早地中断这项工作，那是由于我自己将 LSD 引进了这个世界。

沮丧的情绪即将过去的时候，医生来了。助手跟医生说了霍夫曼自体实验的情况，因为霍夫曼本人不能有条理地表述。后来在霍夫曼试图描述 LSD 对他的致命威胁后，医生摇摇头，表示迷惑不解。经过检查，除了瞳孔极度放大，医生也没有发现什么异常的症状。脉搏、血压、呼吸也都正常。医生没有理由开处方，只好安慰安慰他。慢慢地，霍夫曼从一个古怪的陌生而可怕的世界回到顾虑消除的日常现实中来了。恐惧感也缓和下来了，他感激还是自己运气好，开始比较自信地感到危险确实已经过去了。

现在，渐渐地，我开始享有保持在我紧闭的眼睛后面所没有的色彩和光影了。瞬息万变、荒诞不经的意象在我的脑际涌动，斑驳交替，自行散开又闭拢成圆形或螺旋形，又不断重复，自行重组和杂交成一只只有色的喷泉。尤其奇异的是每一种听觉，像房门拉手开关声或汽车开过声，都变成视觉。每个声音，都以它相应的形式和色彩改变它的形象。

因为实在疲惫不堪，霍夫曼就睡了。第二天早上醒来后，他觉得"精神恢复了，头脑也清晰起来，虽然有点儿疲倦。感觉良好，新的生命又重新在我的体内流动了"。但是他很难对医生和他人解释他发生了什么事。"我的医生和邻居们都推断我曾试图自杀，"霍夫曼后来说，"在他们的思维方式看来，既然我是自愿这么做，那肯定是自杀。"

霍夫曼向山德士的总药剂师恩斯特·罗特林报告他的实验情况，罗特林最初不相信这么小剂量的药竟然一分钟就能对人的心灵产生如此强烈的效果，于是商定由他自己和另外两名研究人员来重试。他们谨慎地只用了霍夫曼所用的四分之一量。这似乎是极微小的剂量了。但是结果也很类似，他们全都出现幻觉。终于，"罗特林后来才相信我说的话了"。

LSD-25 成为山德士药物宝库的一部分，希望它可以为研究精神分裂症和其他精神疾病提供一个重要的视角，并有助于研究大脑和中枢神经的功能。

几年后，瑞士苏黎世大学精神病医院的维尔纳·A. 斯托尔（Werner A. Stoll）也对麦角酸二乙基酰胺做过自体实验。维尔纳·A. 斯托尔是亚瑟·斯托尔的儿子。他继承父亲的事业，研究精神病的药物治疗。他曾在霍夫曼之前，首次以精神病学家的身份来服用 LSD 做自体实验，他阐述这一研究成果的长达 48 页的论文《麦角酸二乙基酰胺，一种产自麦角病类的致幻剂》（*Lysergsäure diäthylamid, ein Phantastikum aus der Mutterkorngruppe*），发表于 1947 年的《瑞士神经和精神病学档案》（*Schweizer Archiv fur Neurologie und Psychiatrie*）上。

实验是在遮光的室内进行的。斯托尔服下 0.6 毫克 LSD。大约 20 分钟后出现症状：四肢沉重，产生迷惑感，协调能力差。接着是总体上觉得有一种无法描述的不愉快，还有就是血压计显示血压下降。随后，幻觉出现了。"最初，"他说，"都是些很简单的，光，光束，雨，光圈，圆圈，旋风，水花，云彩之类。""后来"，斯托尔接着说：

> 后来的幻觉就比较复杂了：拱门，一排拱门，顶盖上是无际的大海，还有荒漠远景，山坡高地，若隐若现的火，点缀着出奇美丽的星星的天空，这些混合的画面替换了原先简单的形象……有

趣的是，无数的火花、圆、拱门、窗、火等的幻象都是由无尽的同一成分所重复组成的。我没有见到过任何单数的幻象，相反，每一个时间点都在重复着不同的综合幻象……

斯托尔强调："我是希望按照我的意愿看到某些不常见的形象。"但是在这种情形下他看到的都是些相反的东西：代替教堂的是摩天大楼，代替大山的是荒漠，等等。不过，他的心境还是很兴奋。"我喜欢这样的状态，我亲身积极参与到了幻觉之中，我是快乐的。"他曾睁开眼睛，昏暗中，"微弱的红光使我感到这一次要比此前任何时候都神秘"。

第一次实验就这样在黑暗中中断了。

斯托尔在房内溜达了一会儿，觉得有点冷。因此当同事给他披上毯子之后，就感到很舒服了。但是，他说："我觉得自己无人照顾，胡子不刮，而且污秽不堪。房间对我来说，又大又陌生。后来我坐到一张高高的椅子上，觉得我似乎是坐在树干上的一只好运的鸟。"开始时，斯托尔既能看到幻觉中的画面，又能看到现实中的情景。后来就做不到了，他意识到自己所看到的都是幻象，而不是现实世界。

后来，斯托尔又进行了一次实验。实验结束后，斯托尔觉得自己异常衰弱无力，不想去大厅吃饭，食物被送进实验室之后，他说："我一下子坐到桌子旁的沙发椅上，用汤匙敲敲碟子就吃了起来。只是我没有食欲，但却能正确判断食物的香气。"

吃过中饭，斯托尔就满意地躺下休息了。三小时后，他觉得自己已经比较好了，能够自己做实验记录，尽管有点困难。现在他希望到新鲜空气中去。奇怪的是他的情绪仍然很沮丧，甚至出现自杀的念头。他意识到自己的这个念头很可怕，不过不久就过去了，情绪又重新好起来了。第二天早上，他想了很多："我觉得，我的整个一生，似乎就在这几个钟点里在我的面前飞驰过去了。"

致幻剂的神奇作用，令有些人受到诱惑，但最终带给他们的往往不是快乐，而是痛苦。在西方，一些宗教人士、艺术家，特别是嬉皮士（hippie）都希望从吸入 LSD 中获得自己所希望的幻境。其中最著名的蒂摩西·利里（Timothy Francis Leary，1920—1996）是一位美国作家、心理学家。他鼓吹 LSD 的研究和应用，他喊出一句嬉皮士运动的著名口号"Turn on, turn in, drop out"（爱上，进入，退出），使他成为这一运动的教主。他这口号的意思是"爱上"致幻剂，随后"感受"幻觉，最后"脱离"社会。在一次接受杂志《花花公子》（Playboy）的采访中，利里甚至明目张胆地声称："LSD 能引发做爱时的致命快感和强烈的性体验，是它受欢迎的主要原因。"可见它会怎样地使人堕落。

对于 LSD 的药用性能，从 20 世纪 60 年代起，就不断有人提出并实际试用于治疗神经症、孤独症、精神病态人格和麻醉品成瘾及酗酒者。但均未得到证实，研究者始终未发现其真正有任何临床价值。因此，在美国，从 1965 年起，LSD 的生产、拥有、销售、转让和使用都受到《药物滥用控制修正案》的限制。利里曾多次因麻醉剂涉案，1970 年 1 月 21 日被捕，被判刑 10 年；1971 年越狱逃往瑞士寻求政治避难，但被带回监狱，至 1976 年被释放。

"闻了后，我很快就失去知觉"

——知觉丧失的实验

乔治·威尔逊（George Wilson），一位 25 岁的医科大学生，1843 年因大腿受伤后严重感染，需要截肢。像有史以来的许多病人一样，他不得不经受这一手术，并且还得像往常那样，做一次没有麻醉的手术，因为若不这样，他就会死。只是他不像另外一些病人，做过手术之后也就罢了。事后不久，他写下了一段对于这次手术的亲身感受。因为不幸的是他生不逢时，给他做手术的时间恰恰是在外科麻醉诞生的前一年。

我最近怀着悲伤和惊讶相交织的心情读到，有外科医生宣称，麻醉是不必要的奢侈，难以忍受的巨痛正是极佳的精神振奋剂。我认为这些外科医生对病人简直是毫无情感可言……

关于巨痛的发生，我没有什么可说。我所经受到的痛苦是如此之大，无法用文字表述……那突如其来的不寻常的剧痛如今已经淡忘，但是绝望的情绪旋流，极其神秘的恐惧，以及在濒临绝望之时要被上帝和人类抛弃的感觉，穿透我全身，充溢着我的心，是我永远不会忘却的，虽然我乐意做这手术……

若在接受手术之前……我能凭借乙醚或者氯仿使自己处于无感觉状态，我就可以免除所有这一切的剧痛了。

考古发现表明，外科手术古已有之。在古代的墓地遗址曾发现许多被施行过所谓"环钻术"（trephination）的头颅，相信那些史前时代的人就已进行过这种手术，目的是缓减患者颅骨和大脑间出血引起的压迫，清除血凝块和其他外科原因进入脑中的东西，甚至迷信活动中借此来"驱逐"进入人体的魔鬼。史料记载，古罗马大军事家尤利乌斯·恺撒（Julius Caesar，公元前 100 —公元前 44）是从他母亲的胎中剖腹出来的，以致他的名字"Caesar"与"生产"（birth）一词相连，便成了"剖宫产"（caesarean birth）的意思。但是，数千年来，直至19 世纪，接受手术的男女，所面对的都是最为恐怖的梦魇：无论是骨折、伤口感染、结石还是肿瘤，都只有两种可怕的选择，不是死于这些疾病，就是不得不经受外科医师刀和锯的酷刑，且效果未必都好。尽管如古代的苏美尔人（Sumerian）、埃及人、希腊人和中国人等知道用罂粟、毒芹和曼陀罗等植物的制剂来缓解疼痛和催眠，但用此类植物炮制的药物，其有效性在外科手术中是不可预料的，何况它们至多也只是偶尔一用。数百年间，也曾尝试用冰镇、擦酒精、压迫颈动脉、紧夹神经和"梅斯梅尔催眠术"等方式，希望寻求到非药物类的潜在镇痛剂，使外科医师相信，阻断外科疼痛是可能的，或者对未来的一代人来说，外科手术像是一段梦境。由于外科技术一直没有重大的突破，所以有些病人往往会在施行手术的前几分钟死于难以忍受的剧痛或休克，而外科医师却无能为力。这使许多人宁愿选择保守治疗，而不愿接受手术。

直到 19 世纪中期，人类数千年来缓解外科疼痛的愿望才得以实现。

这一愿望实现的背景是：16 世纪，科学家已经了解，1540 年合成的一种叫"乙醚"（ether）的有机化合物有麻醉性能。以"帕拉塞尔苏斯"（Paracelsus）之名为人所知的德籍瑞士化学家菲利普斯·奥雷奥卢斯·特奥夫拉斯图斯·邦巴斯特·冯·霍恩海姆（Philippus Aureolus Theophrastus Bombastus von Hohenheim，约1493—1541）在他的实验论文中曾这样描述乙醚的有趣性能："……它有一种适意的气味，因此年轻的姑娘们都乐意使用它，沉睡了很长一段时间后，醒来却安然无恙。"因此，他认为"可以推荐它用在疼痛性的疾病上"。著名的英国物理学家迈克尔·法拉第（Michael Faraday，1791—1867）在1818年的一篇专题论文中说："当乙醚的蒸气与空气混合后被人吸入体内时，它能产生与氧化亚氮相似的效应。"5年后，英国外科医生本杰明·布罗迪爵士（Sir Benjamin Collins Brodie，1783—1862）还用乙醚对豚鼠做过实验：豚鼠在钟形玻璃罩内吸入乙醚的气体以后，被麻醉得昏迷过去。8分钟后，豚鼠呼吸停止了，但心脏仍然在继续跳动；除去罩子，施行器官切开术和人工呼吸后，豚鼠苏醒了。布罗迪以这一实验证明了乙醚的麻醉作用及其可逆反应。但是一直以来，保守的医学界人士都认为，既然吸入乙醚会使人意识丧失，那么这是一件危险的事，所以不主张采用这种方法。然而年轻开放的医学生们却常喜欢在实验室或野外开"乙醚聚会"［或叫作"乙醚游戏"（ether frolic）］取乐。他们吸了一定量的乙醚之后，就会像醉汉一样，步态跄踉，言语可笑，身上跌出青伤肿块，却并不觉得疼痛。另外还有一种性能类似的氧化物——氧化亚氮。这种无色的气体，自从1772年由英国化学家约瑟夫·普里斯特利（Joseph Priestley，1733—1804）发现后，科学家们了解到，它有一种微甜的令人愉快的奇特的气味，被人吸入后，能使人的敏感度消失，迅速陷于沉醉状态，跳出美妙的舞姿，说出荒谬的话，让目睹者皆大快乐，所以又叫"笑气"。流浪魔术师、杂要场演员、游吟布道者们常用它来招徕观众进入集市和会场。英国有一位叫威尔金森（Wilkinson）的医生还做过自体实验。他后来在著名的医学杂志《柳叶刀》（*The Lancet*）上谈他当时的感受：

深深吸了一些笑气之后，我觉得手上足上都仿佛有蚂蚁在爬。同时脑子里和喉咙里也出现沉重感，面孔好像胖起来了，或者像是蒙上一块面纱。这种感觉越来越强烈，直到脑子里的沉重感变得那么的讨厌，像是有一条领带紧紧扣在我的脖子上，使我很想松开它。这种情形刚一开始，我便突然失去知觉，不过仍然感到我似乎还能支配手脚。我自由地动了动手脚，甚至还跺了一下脚，为的是表明这脚是属于我的。这些动作我都意识得到，虽然觉得身体其他部位的功能已经丧失。我没有觉得有人拉过我的耳朵。我的手和脚什么也做不了了，因此我难以判断知觉丧失的程度。当麻醉的作用终了时，我渐渐恢复感觉的能力，先是四肢，最后是骨盆。笑气的一般作用，在我看来，与其说是不舒服的，倒不如说是舒服的。

第一个发现乙醚可能用于外科手术的美国人大概是佐治亚州杰斐逊的乡村医生克劳福德·威廉森·朗（Crawford Williamson Long，1815—1878）。

朗在纽约市的几家医院行医多年后，回家乡开业。他的几位年轻朋友常向他要氧化亚氮来玩，因为氧化亚氮配制麻烦，所以他就把配制较为方便的乙醚给他们。后来多次在这类游戏的场合，他注意到，吸过乙醚的朋友撞在硬物件上，都没有疼痛的感觉，甚至根本没有意识到自己已经受伤、皮肤破损，直至乙醚失效。后来，他的一位常以吸入乙醚取乐的朋友詹姆斯·维纳布尔（James Venable）要他给自己摘去脖子上的一个肿瘤，但是又告诉他，自己对这种手术非常害怕。朗认识到，也许乙醚可以解决这个问题。1842 年 3 月 30 日，朗将液体乙醚泼在一块毛巾上，让他吸入直到他失去知觉，然后切除了他的肿瘤。维纳布尔在几分钟后醒来，"没有因手术的进行而感到有最轻微的疼痛"。朗为这一成功所激励，又借助乙醚做了几次小手术。奇怪的是，朗后来就将他的乙醚瓶和这一重大发现搁置了，直到 1849 年，才在《南部医学和外科杂志》（*Southern Medical and Surgical Journal*）

上写了一段摘记。后来他解释这 7 年的疏忽时说，他没有及时发表成果，是因为他在等待机会做进一步的实验。

1844 年 12 月，一位在康涅狄格州哈特福德（Hartford）行医的年轻牙医师霍勒斯·韦尔斯（Horace Wells，1815—1848），看到巡回化学家加德纳·昆西·科尔顿（Gardner Quincy Colton，1814—1898）在报上刊登广告，说要对氧化亚氮的性能做示范实验表演。当月 10 日下午，他和妻子伊丽莎白一起去观赏。表演时，他注意到一位叫萨姆·库利（Sam Cooley）的药店店员，吸进了很多"笑气"之后，神态兴奋，有点眩晕，而且变得好斗。库利从表演台上跳下来，在追逐一名壮汉格斗时，撞在椅子上，摔倒在地，腿部受伤流血不止，却似乎并无感觉。韦尔斯详细询问了库利，库利仍坚持说自己一点也不觉得痛。表演结束后，韦尔斯去找科尔顿，邀请他参与实验，看看是否可能在同样的情况下施行无痛拔牙。于是，第二天，1844 年 12 月 11 日，在科尔顿离开该城之前，韦尔斯就进行自体实验。这位化学家让韦尔斯从他的皮袋里吸入"笑气"，直到瞌睡过去，再由韦尔斯以前的同学、牙医师约翰·里格斯（John Riggs，1811—1885）为韦尔斯拔下了一颗牙齿。几分钟后，韦尔斯恢复过来后，兴奋地说："这可能是最伟大的发明。我不觉得有什么痛。"

韦尔斯与朗不同，他立即在自己的牙科诊所用"笑气"来无痛拔牙。忙过数星期之后，他还教同人们这样做。几个月里，全区病人像朝圣似的拥到哈特福德来请他进行无痛拔牙。韦尔斯没有忘记这种使人入眠的气体或许还可以用于外科手术止痛。他深知，他必须让一位著名的外科医生注意到自己的这一发现：他想到波士顿的马萨诸塞州全科医院（Massachusetts General Hospital）声誉卓著的外科主任约翰·柯林斯·沃伦（John Collins Warren，1778—1856）；同时他还想到在波士顿社区医专跟他一起共事过的威廉·托马斯·格林·莫顿可以帮他去见沃伦。

威廉·托马斯·格林·莫顿（William Thomas Green Morton，

1819—1868）生于美国马萨诸塞州的伍斯特（Worcester）的查尔顿（Charlton），是该镇一个农场主的儿子。他在诺斯菲尔德（Northfield）和莱斯特（Leicester）完成普通教育后，17 岁去波士顿，做过文书、推销员等工作，21 岁起进巴尔的摩口腔外科学院（Baltimore College of Dental Surgery）学习牙科医术，两年后留居波士顿，并与霍勒斯·韦尔斯合伙创办牙科诊所。1844 年 3 月，莫顿进入哈佛医学院（Harvard Medical School）研究医学，同时继续他的牙科业务；但学完两个学期后，他仍没有获得医学学位。幸亏他有一位很有学问的导师——毕业于哈佛医学院和巴黎大学的医师和化学家查尔斯·托马斯·杰克逊（Charles Thomas Jackson，1805—1880），莫顿就住在他家，且受惠不浅。后来，莫顿在巴黎科学院回忆自己有关乙醚的研究时说：

> 1844 年夏，我在波士顿查尔斯·杰克逊博士的牙科诊所学习，从事牙科技术业务，希能增长我的化学和医学知识；为了最有效地利用我的时间，我就住在他的家里。一天，在不经意地谈我的牙科行业时，我说起破坏牙神经的手术。……杰克逊博士带有几分幽默地说，我一定得试试他的几种牙齿止痛药水。……杰克逊博士接着补充说，像这种乙醚，用在敏感的牙齿上，或许会有效的，他可以给我一些。谈话随后转到乙醚对人体的效果上，他又告诉我，剑桥的大学生们如何从手帕上吸进乙醚，乙醚使他们走起路来，步履蹒跚、摇晃不稳。

本来，在牙科业务中，莫顿曾用乙醚来为病人破坏牙神经，现在，杰克逊博士跟他说起大学生们吸入乙醚产生的效果，启发他考虑乙醚更为广泛的功效。于是，他便避开他人，对乙醚的麻醉性能暗中进行研究，希望自己在这方面成为第一个摘取桂冠的人。住在杰克逊家，他有机会自由进入杰克逊的丰富的藏书室。于是，莫顿"就开始阅读有关乙醚对动物躯体的作用方面的书籍。我很满意没有新发现吸入乙醚有任何特别的危险性，长期以来都是教授和大学生们的玩物，以有效的抗痉挛药、镇痛药和麻醉药为人所知，给以足量时，能使人沉醉和失却知觉。我发现有些论文中甚至描述了乙醚吸入器，不过多数情况下，写它是通过湿毛巾和手帕吸的"。同时，他又向这位知识渊博的化学博士询问了涉及乙醚的许多知识。

在这样的准备基础上，莫顿对乙醚开始进行实质性的实验研究。在这篇名为《回忆在巴黎科学院谈乙醚的一个新用法》（*A Memoir to the Academy of Sciences at paris on a New Use of Sulphuric Ether*）的报告中，他这样回忆说：

> 1846 年春……我用一只毛色很好的长耳犬做实验，把它的头塞到一只下底盛有乙醚的坛子里。吸过一会儿乙醚气体之后，这狗就全然萎靡不振地倒在我的手中了。随后我把坛子移开。大约三分钟的样子，它醒过来了，狂吠了一声，蹿了大约十英尺远，就跌进一口水塘里。
>
> ……8 月初，正是酷热的季节，我健康有些不佳，放弃实验，直到 9 月中。随着秋天和健康的恢复，我的野心驱使我重新开始实验。

他又在狗的身上做了一次实验。他用一只不漏水的袋子做成一个麻醉的简易装置，在袋子里盛上乙醚，将狗的脑袋塞了进去。狗很快就睡着了，而且睡得很沉。这时，莫顿用手术刀割下狗的一条腿，狗都没有知觉。在此之后，他开始做自体实验。

第一次，他来到房间里，经过考虑，决定将一点点乙醚倒在他的手帕上，然后轻轻地吸入挥发气体。结果他感到微微的头痛，但别的任何可怕的感觉都没有。

第二次自体实验似乎起于偶然。那是他在继续对动物做实验的时候。一次，他让几只狗吸了乙醚之后，狗没有被麻醉，反而变得不安静起来，它们互相撕咬，碰翻了一瓶乙醚。莫顿在揩干地板上的乙醚时，决定再实验一次。于是他就将一块浸透了乙醚的抹布送到自己鼻子前，用劲地闻了闻。不多时，当母亲找到他时，发现他在瓶子碎片间睡着了。这次实验获得了成功。于是就有了最关键的第三次自体实验。莫顿这样叙述这次实验：

> 我向巴尼特公司（Barnett）购置来乙醚，再放入一只连有小吸管的瓶子，把自己关进房间，坐在手术椅上开始吸入乙醚气体。乙醚的气息是那么的强烈，我几乎窒息了，所希望的效果却没有到来。于是我又用手帕浸透乙醚，把它送到我的鼻子跟前。我看着表，很快失去了知觉。清醒过来之后，我感到自己仿佛处在童话世界中，身体各部分都麻木了。要是此刻有谁进来把我唤醒，我就会脱离这童话世界。随后我相信自己一定会这样死去，世界也只会以奚落与同情迎接有关我的这一愚蠢的消息。最后我感到中指指骨微微发痒，后来我试图用另外一根指头触一触它，可是办不到。过了一会儿，第二次尝试，总算做到了，可是指头十分麻木。慢慢地，我能举起手、捏捏脚了，但是却几乎没有捏的感觉。我试图从椅子上站立起来，可是又跌回到椅子上。我只好希望重新把握住全身的各个部位。这时我感到完全有意识了。我立刻看看表，弄清有七八分钟失去了感受性。

于是，莫顿高兴地冲进了工作室，高呼：“我找到了！我找到了！”

虽然莫顿的这些实验都是避开他人，甚至瞒着杰克逊，一个人悄悄地做的，主要的动机是追求个人的名利，但这种追求的基础毕竟是为了让病人在手术中少受些痛苦。

觉得实验成功之后，莫顿便“热切地期待着有人让我可以做更充分的实验”，以便能将乙醚正式应用到手术中。正巧，一天傍晚，一位旅居在波士顿的男子埃本·弗罗斯特（Eben Frost）忍受着极大的痛苦来到他的诊所，希望拔除一颗牙齿。弗罗斯特很害怕手术，要求给他施行"梅斯梅尔催眠术"。这时，莫顿回忆说：

> 我告诉他，我已经有更好的办法，并用我的手帕浸透（乙醚），
> 交给他吸。他几乎立刻便失去了知觉。天黑了，海登博士（Dr.
> Hayden）擎着灯。就在这个时候，我拔下了一颗长得很牢的二头齿。
> （弗罗斯特）脉搏变化不大，肌肉也不松弛。一会儿，他醒过来了，
> 不知道对他干过些什么……这是 1846 年 9 月 30 日的事。我认为
> 这是这件新鲜事在科学上的首次验证。

接着，在陆续对约 100 名需要拔牙的病人做了乙醚麻醉的临床实
验之后，莫顿于 1846 年 10 月 16 日在马萨诸塞州全科医院的阶梯教
室里，对乙醚的麻醉效能做了一次具有历史意义的公开实验。接受实
验的病人、20 岁左右的吉尔伯特·阿博特（Gilbert Abbott）颈部左侧
生了一个肿瘤，恰恰在下颚的左下方。实验时，病人吸了一下液体乙
醚，四五分钟后看来是睡着了。莫顿认为可以做手术了，于是，哈佛
医学院的解剖学和外科学教授兼马萨诸塞州全科医院的上级外科医师
约翰·柯林斯·沃伦给病人划了一个两三英寸长的切口。这位医师和
在场的人都大为吃惊，病人竟然一动也不动，既没有喊叫，也没表示
出疼痛，这表明麻醉取得极大的成功。这次大约 25 分钟的手术结束后，
沃伦医师抬头看看原来充满怀疑的观众，如今是一片敬畏的沉默；他
自己也深受感动。在场的另一位著名外科医师亨利·比奇洛（Henry J.
Bigelow，1818—1890）说出了他的心声："我今日看到的事将会传遍
全世界。"

这次手术被作为局部麻醉的第一次成功载入医学史；莫顿等人也
被认为是麻醉发明的先驱。沃伦医师退休之后在回忆这次革命性的手
术时，说得是多么的好啊。他说：

（麻醉）为手术外科医师开辟了新的纪元。外科医师们现在可

以在人体最敏感的部位动手，而不再会像以往那样听到病人惨绝人寰的哀叫。有时甚至在完全失去知觉的情景下，病人还会表现出几分愉悦之感。

谁能想象，一把刀划在脸孔娇嫩的皮肤上会产生纯粹是愉快的感觉呢？想象人体最敏感的膀胱受到器械的搅动，还会出现欢悦的美梦？想象关节硬化扭曲时，竟然可以产生美如天国的幻觉？

遗憾的是，莫顿为得到使用乙醚麻醉的专利权，将他余生的全部时间都花在跟杰克逊进行的代价昂贵的争论中，后来韦尔斯也加入了进来。这场名利的论争甚至上升到一次次从地方到全国性的法律程序，使这一发明被蒙上了一层阴影。可结果怎么样呢？医学史家马里恩·西姆斯（Marion J. Sims）在 1877 年 5 月号《弗吉尼亚医学月刊》（*Virginia Medical Monthly*）上发表的《麻醉发明史》（*History of the Anaesthesia*）中这样记述他们三人的悲惨命运：

> 韦尔斯、莫顿和杰克逊的死是最不足取的。
>
> 韦尔斯在夺取麻醉的伟大发明的荣誉中受挫，得了精神病，1848 年在纽约自杀。
>
> 莫顿因为自己的工作没有得到国会的酬奖，因而大失所望，烦恼焦躁，患了脑溢血。1868 年 7 月，他狂怒地驱车到百老汇，穿过中央公园。在公园位置较高的一端，他从马车上跳下来，跑向附近的一个池塘，去凉一凉他发热的头脑。被劝住后又进了马车，他驱赶了一段短距离，然后跳了出来；在跳越一个栅栏时，他跌倒在地，顿时不省人事。后来，他在奄奄一息中被送进圣·路加医院，一两小时后即死去。
>
> 杰克逊住在精神病院，绝无好转的希望。
>
> 这些人都死得多么的可悲啊！让我们仅仅记住由他们的劳作所产生的恩惠吧。

"我甘愿做人体豚鼠"

—— 箭毒的实验

在南美洲亚马孙的雨林深处，一名印第安人正匍匐着悄悄接近一头幼鹿。小鹿似乎有所警觉，像是发现了什么；它机敏地用鼻子去嗅飘浮在空中的气息。但就在这一刹那，印第安人举起手中那支长竹筒，用力将竹筒里的箭矢吹向这头小动物。这是印第安人发明的狩猎武器——毒箭。毒箭不同于一般的箭——射中的动物只是受伤，而这箭头上涂了箭毒，能使幼鹿立刻倒地而死。研究者指出：印第安人相信，"如若放枪，声音太大，会驱散野禽猛兽，还会使禽兽负伤致残，伤口腐烂后在动物中引起疾病。箭毒则能无声无息地让猛兽死亡。甚至是带有箭毒香胶的微小箭伤，也能致死。会制备箭毒的猎人，永远不会挨饿"。

箭毒的原料来自防己科和马钱科等数种美洲的有毒植物，传说由部族中的老妇人用这些植物，掺加树脂、蛇毒、蚁头、蝎尾等煎熬而成。其毒性是阻断动物的神经末梢，使动物因呼吸肌麻痹而死。

虽然印第安人将箭毒用于狩猎和战争已有很久的历史，但最早报道箭毒这种神奇作用的可能是西班牙的历史学家达吉拉。

彼得罗·马蒂尔·达吉拉（Pietro MartireD′Anghiera，1457—1526）出生于意大利的阿罗纳（Arona）。他 20 岁时去罗马，在那里结识了西班牙驻意大利的大使和教会的几个要人。1487 年 8 月，他陪大使去了一趟西班牙的古城萨拉戈萨（Zaragoza），不久便为人们所熟知，成为在西班牙人文主义者中间的著名人士。从 1492 年起，达吉拉的主要工作是教导西班牙宫廷里的年轻贵族，其间还曾因成功出使埃及而获"骑士长"（maestro de los caballeros）称号。1511 年，达吉拉开始担任由神圣罗马帝国皇帝查理五世登基前钦定新建的"印度群岛委员会"的编年史官，记录发生在"新世界"的种种事件。这项工作让达吉拉有可能了解到许多新世界的第一手资料，为他日后增写第一部"新世界"历史打下了基础。类似文字在 1504 年、1507 年和 1508 年发表过多个零星文本，权威的整体著作则至 1516 年才以《论新世界》（De Orbe Novo）为题，在西班牙的埃纳雷斯堡（Alcalá de Henares）印行。

在《论新世界》中，达吉拉生动地描述了欧洲人与美洲土人之间最早的联系，如欧洲人最早如何得知橡胶等。在记述到新世界第一个十年的事件时，达吉拉以致米兰公爵即卢多维科·斯福尔扎（Ludovico Sforza）的信的形式，这样描述印第安人用一种有毒的武器来攻击哥伦布的士兵，使他们无可抵御、死于非命：

> 我们 30 个西班牙人在（东太平洋科隆群岛中的）圣克鲁斯岛上度过始终处在伏击拉锯战中的两天。那一天，见有一艘小木船远远向他们埋伏的地方驶来，船上有 8 个男人和多个女人。快驶近时，他们降下船上的信号旗，极迅速又极准确地射出一排箭。西班牙人还来不及用盾牌来抵挡，我们男人中的一个加拉斯人便被他们的一个女人杀死了，另一个也被这女人射出的箭招致重伤。后来发现，他们的毒箭里有一种液体，箭一碰撞就会冒出来。

这是有史以来第一次对美洲毒箭的描述。另外，在记述第二个十年的事件而致莱昂·X，亦即佛罗伦萨的统治者乔凡尼·美第奇（Giovanni de Medici）的信中，达吉拉还这样描述：

> ……土著用毒箭杀伤四个西班牙人，还杀死另外几个人。之后，他们箭筒里的箭都用完了，他们就逃得像风一样快，因为他们极为敏捷。

> （我们）只有一人幸存下来，其余的都死于毒箭。当时不知有防御这种箭毒的药物，只有在后来，（西印度群岛中）海地岛的岛民泄露出来，该岛上有一种药草，只要用得及时，它的液汁可以中和这毒箭的毒性。

达吉拉所描述的"箭毒"一词来自西班牙语 curare，印第安人称它为 viraêry。viraêry 一词中的 vir，意思是"鸟"或"飞"，êry 是"杀死"，英语将它译为"flying death"，即是"飞来的死亡"或"飞来的死神"。南美洲的印第安人就用它来狩猎或防御外敌的侵入，认为将这种毒物涂在箭矢上，其作用比最好的枪还有效，能使猛兽因呼吸肌麻痹而死得无声无息。

渐渐地，随着去印第安人地区考察的人增多，大家对箭毒的了解也多了。如英国探险家沃尔特·雷利爵士 1595 年率领远征队到圭亚那，沿奥里诺科河航行于西班牙殖民帝国的福地，于 1598 年回来之后对它做了类似记述。

有关箭毒的传奇故事，大大地激起了欧洲科学家的兴趣。但是对它的成分、性能及作用，人类仍然很不了解。一般只知道，法国科学家夏尔·拉孔达明（Charles Marie de la Condamine，1701—1774）在 1735 年被派往南美洲考察，于 1744 年回到巴黎，带回一批箭毒，当着殖民地总督、几名官员和国王御医的面，对狗做过实验，在 1745 年给法学科学院的论文《科学院回忆》（*Memoire de L'Academie*

Sciences）中描述过它的毒性。另外还有英国医生理查德·布罗克莱斯比（Richard Brocklesby, 1722—1797）在猫、狗、鸟、鼠身上做的实验；意大利费利克斯·丰塔纳神父（Abbe Felix Fontana, 1720—1805）对马做的实验；德国自然科学家和探险家亚历山大·冯·洪堡（Alexander von Humboldt, 1769—1859）对鸟和青蛙做的实验，致使呼吸停止，但心脏却仍然会继续跳动。特别是英国生理学家本杰明·布罗迪爵士对猫、狗、猴和牛进行实验之后，发现通过对被箭毒麻痹的动物进行人工呼吸，只要其呼吸能够得以保持，其生命仍有可能恢复，证明箭毒毒性的作用是暂时性的。更重要的一项成果是1935年威尔士化学家哈罗德·金从博物馆中一份竹筒里仍然有效的粗制箭毒的样品，分离出D-筒箭毒碱（D- tubocurarine）。

经过进一步的了解和研究查明，粗制的箭毒为树脂状的团块，暗棕色至黑色，黏稠或坚硬，有柏油似的气味。箭毒的制品依所用的容器分三类，用陶瓶装的叫"壶箭毒"，用竹筒装的叫"筒箭毒"，用葫芦装的叫"葫芦箭毒"。另外，1897年，有科学家从筒箭毒中提炼出"筒箭毒碱"，作为麻醉药进行的实验表明，用最小量，即能使手术区域肌肉松弛。但是，人是否经受得了箭毒的这种作用呢？

最早是加拿大的两位医生哈罗德·R.格里菲斯（Harold R. Griffith, 1894—1985）和伊妮德·约翰逊，他们试图用箭毒麻痹腹肌，使其保持松弛，以便于进行手术。格里菲斯此前曾在自己身上做过实验，可惜实验的具体情形没有被记录下来。于是，英国的弗雷德里克·普雷斯科特（Frederick Prescott）和美国的斯科特·史密斯（Scott M. Smith）医生决心冒险以自体实验，来查明这个问题。这两人分别在英国和美国独立进行的两次自体实验是颇有戏剧性的。

弗雷德里克·普雷斯科特是伦敦伯勒斯·惠康公司（Burroughs Wellcome & Company）临床研究部主任，负责研究箭毒的提取物。他原来学的是化学，后来获哲学博士学位，是一位41岁的内科医生。考虑到箭毒的毒性具有的危险性，他认为他不应让自己团队里的人冒险在手术中用它来做麻醉剂。为了弄清箭毒对人体的作用性能，他必须做这个实验，而且不在医学生或实验室助手身上，甚至不在志愿者身上做这个实验。他说："也许很傻，我甘愿做人体豚鼠。"

和别的医药公司不同，伯勒斯·惠康公司不鼓励雇用志愿者来做自体实验。因此几年前，普雷斯科特就自己在家里进行吗啡和冰毒的实验。现在，为了做箭毒的实验，普雷斯科特和他在伯勒斯·惠康公司的同事们制订了一个方案：实验要在手术室里完成，因为他们希望仿效真实的外科手术；他们选择伦敦威斯敏斯特医院的手术室作为他们实验的地点，因为那家医院有在当时伦敦最受人敬重（后来受封为爵士）的麻醉师杰弗里·奥尔加尼。

按照设计的方案，普雷斯科特躺在一张台子上，他的呼吸、血压和脉搏都被记录了下来。万一普雷斯科特因缺氧而脸色发青、呼吸停止或因为别的什么差错而出问题，奥尔加尼和其他医生就可以用他身旁的氧气罐给他输送氧气。

实验以一次次增加箭毒的剂量分四个阶段完成。实验小组相信，他们全都设想得很周全了。

实验开始时，通过臂静脉，给普雷斯科特注射 10 毫克氯化筒箭毒碱。虽然剂量很小，不足以使普雷斯科特全身麻痹，但是他回忆说："它使我感到非常虚弱。我无法动一动我的两臂和两腿，而且我脸部和颈部的肌肉也都麻痹了……我说不清话语，只能发声。由于我的眼肌异常虚弱，所以我所看到的东西都是重叠的。我还是能呼吸的，但不深沉。"

大约一个星期后，他们把剂量增加了一倍多，注射了 27 毫克氯化筒箭毒碱。结果就大不一样了。普雷斯科特说："不到 1 分钟，我看到的东西都是重叠的。我很虚弱。随后，两分钟里，支配我脸孔和颈部的肌肉都麻痹了。我不能说话。后来我的两臂和两腿也麻痹了。不过我还能呼吸，只是非常困难。我仍然能够咳嗽和吞咽。过了 15 分钟，麻痹缓解了，肌肉重新恢复原来的张力。"

第三阶段的实验是在第一次实验结束大约两个星期后进行的，给普雷斯科特注射了 30 毫克药剂。"那可是致死的剂量。两分钟里，脸面、颈部、两手和两脚全都完全麻痹了。我说不了话，也睁不开眼睛。3 分钟，我的呼吸肌也麻痹了。"现在，普雷斯科特已经不能跟忙于注视记录曲线的同事们交流了。他们原来都是每隔两分钟注视一下他的，因为没有看到他脸色发青，以为一切都好。但是他们错了。"我的脸确实没在起变化，但是我感到我的呼吸越来越困难了。"普雷斯科特后来这样说。

呼吸肌受麻痹使普雷斯科特的呼吸很浅，且因为二氧化碳过多，他还不断气喘，以为他就要丧失意识了。"我觉得因为我不能咽也不能咳，我就要被口里的痰呛死了。"于是，医生们立即给他输送氧气。但是普雷斯科特仍然觉得他就要被呛死了。他什么也做不了，一只手臂、一个手指甚至指尖都不能动一动。他看天花板，却因被麻痹的眼睑下垂，只能看到一点点。他感到十分恐惧。他的血压和脉搏升高得很快，表明他非常害怕。可是他的同事们理解不了他为什么会这么恐惧。不过奥尔加尼说，他相信自己完全能控制这种状态。

奥尔加尼给普雷斯科特注射了一种叫新斯的明的肌肉松弛药，来拮抗箭毒的毒性。可惜剂量不够大，不见有明显的效果。7 分钟后，医生们继续给普雷斯科特做人工呼吸，直到他的呼吸肌能发挥呼吸作用为止。这样，大约过了半小时，普雷斯科特终于能够说话了。又过了 40 分钟，他的肌肉张力也开始恢复正常；45 分钟后，他已经能够走路了，只是有些摇摇晃晃，像是一个醉汉。大约过了两小时，实验结束，他步行回家。不过从注射箭毒开始计算，4 小时中，他仍然看到的是重影；好多天，他都觉得有一种压迫感穿透他的胸腔。

普雷斯科特的实验已经达到目的，了解了箭毒对人体的麻痹作用与其剂量的关系，证明了：只要对剂量控制得当，箭毒这种药物对人体还是安全的。有赖于普雷斯科特的实验，筒箭毒碱立刻获许投放英国市场，在外科手术中用作横纹肌松弛剂。

同是 1946 年，差不多同一时间，斯科特·史密斯医生也在美国犹他州的盐湖城，对箭毒进行实验，研究的目的是要回答一个不同的科学问题。

史密斯在密苏里州的一个农场长大，最初注册登记做一名药剂师，借此收入来支付他进路易斯维尔医学院的学费。后来他着手从事整形外科。荧光屏上的射线损伤了他的手，他只好放弃这项工作，转而做一名麻醉科医师。

实验于 1946 年 1 月 10 日星期四下午进行。相似的实验结果以《D-筒箭毒不足以影响大脑》为题发表在 1947 年 1 月号的《麻醉学》杂志上，第一作者为斯科特·史密斯。文章的开首语很平淡——"实验主体是一位 34 岁的成年男性，体重 80 千克"，但实验程序记述得十分生动。

史密斯在这天下午 2 时和 6 时定时接受总量 500 单位箭毒的静脉注射。第一次是在 2 时 15 分许，缓注 200 单位箭毒。血压、脉搏、呼吸等生理指标都由仪器记录，有关他在实验中的感知情况也以事先说定的方式来表示。

7 分钟后，史密斯要求给氧，他说："牙齿难以并咬。"他不再说话，也听不清他人说话。但他能点头和微微动他的手指。因为他呼吸浅慢，所以助手们就给他输入了氧气。

实验进行到第 11 分钟时，麻痹迅速扩散，他的头已经不会动了，但还能微微皱一皱前额和眉头。一位助手翻开他的眼睑，使他可以看，史密斯居然真的能够看清事物。

实验进行到第 15 分钟、史密斯接受了共 200 单位箭毒时，他还能正确无误地领悟和回答以符号表示的问题，还能微微动动手脚。

2 分钟后，医生们用大头针刺他的皮肤，史密斯有锐痛。他还发现普雷斯科特曾体会到的：箭毒不能减轻痛感。

实验进行到第 20 分钟，史密斯的呼吸肌全麻痹了。经过给氧和人工呼吸之后，再被注入箭毒。这时，史密斯看到重影。医生们又用大头针和夹钳针刺和扭动他的皮肤，来测试麻醉的效果。刺激的痛感是有的，但是因为处在麻痹状态，史密斯没有皱眉或颤动的反应。在注射最后的 100 单位时，所以史密斯还能有痛感："微微颤动"左眼的眉毛来表示自己能够忍受，而实验进行到第 34 分钟、注入最后的剂量之后，他就一动也不能动了，不能对任何的符号做出反应。

过了 6 分钟后，研究人员给史密斯以普雷斯科特用过的同一种解毒药新斯的明。2 分钟后，麻痹缓解。但他仍然睁不开眼睛，只能皱皱前额。

渐渐地，史密斯的肌肉功能恢复了。他说话起初含糊不清，随后就一点点地容易听懂了。虽然他的呼吸肌恢复正常功能了，但他仍然感到需要人工呼吸，而且尽管已经可以睁开眼睛，还是觉得最好是不要睁开。医生们又给他注射解毒药，以加速史密斯的恢复。从第一次给他应用解毒药之后八九分钟，史密斯能将头从枕头上抬起来。虽然头晕目眩，但他还是和助手们一起坐在床沿，口述了实验情况 20 分钟。他声称："有点儿眩晕，但相当'满足'。不容易集中注意力，下颌的肌肉很虚弱。交谈困难，吞咽和睁眼都困难。感觉不快，两腿很虚弱……"

15 分钟后，他感到恶心，想要呕吐，而且十分困倦，不得不躺了下来。大约过了 10 分钟，恶心消失，他开始独立行走，只是两腿仍然异常沉重和虚弱。

斯科特·史密斯的实验，证实了手术时可以注射箭毒来放松紧张的肌肉，不会有害。但是，当史密斯当天晚上第一时间和他妻子说起这次实验，告之他做的是他本人的自体实验时，他妻子非常不高兴，不理解他为什么要做这种事。她认为他真的脑子出了毛病，希望他再也不要干这类发疯的事情。

秤盘上"30年的经验"

——基础代谢的实验

倘若当初就有类似"吉尼斯世界纪录"的排行榜，那么他以极大的毅力在秤盘上足足生活 30 年的事迹，定然会被列入，而且可能名列首位；且这 30 年，也不像如今的某些"纪录"，仿佛闹着玩的，而是严肃的科学研究。

圣托里乌斯（Sanctorius），通称圣托里奥·圣托里奥（Santorio Santorio, 1561—1636）生于亚得里亚海伊斯特拉半岛上的卡波的斯特里亚村，他的诞生地如今已经因他而改名为圣托里奥路。圣托里奥的父亲是一名炮手和军需总管，母亲出身于卡波的斯特里亚的一个贵族之家。14 岁那年，圣托里奥就进入在科学和人文主义方面都有巨大学术成就的帕多瓦大学，花 7 年时间学习语言、医学和自然哲学，于 1582 年毕业。之后不久，他去波兰任斯特凡·巴托里国王的御医。1611 年回帕多瓦大学任教授，直到 1624 年去威尼斯自行开业，至 1636 年去世，其间在临床医学上获得的贡献包括对结核病、肠道溃疡和膀胱癌等病状的描述。

在圣托里奥之前，医学研究只注意质的改变，诊断疾病一直纯粹都是定性的。例如医生诊断一个病人的症状是"发热"，后来虽然病情发生了变化，但医生仍然只是说他的"热"是退了或是加剧了，对这"热"的程度没有一致客观的测量标准。又如病人脉搏的变化，也都只是凭着医生的感觉和想象，说是脉搏太快或者太慢，却没有按照时间单位客观观察，到底快到什么地步，或慢到何种程度。再如人的排汗，只相信它与人的健康或疾病有关，到底与排出的量有何关系，也是不管的。

圣托里奥制造出历史上第一个体温计。它的使用方法是：管子的上端放在病人的口中，下端深入在一个盛水的容器里；管子的刻度用玻璃珠表示，各定点的间距是任意的。圣托里奥利用这种温度计来检测人体健康时的大致体温和患病时的体温变动。

早在15世纪，德国人文主义者和科学家尼古拉斯·德·库萨（Nicholas de Cusa，1401—1464）就使用水钟，就是我国古代的刻漏、漏壶来测量脉率。但是这种测量既困难又不准确。圣托里奥首创出一种比较合用的脉搏计。

圣托里奥的这种脉搏计是一个由一根长线悬着的铅锤，对线的长度可以不断调节，直至形成摆的摆动速度与病人的脉搏相一致。这样，线的相对长度便成为可以比较和测量不同脉率的基础。为了便于测量，脉搏计还设有一个标尺，因此当摆的长度被调节到与脉搏同步时，便可从摆的长度得知脉搏的快慢程度。

圣托里奥除了将体温计和脉搏计用于临床外，还有最重要的贡献，就是亲自在秤盘上生活30年，对人体及其功能做定量研究。

生理学教导说，为了维持生命，每种生物，包括人类，都必须摄取可以被直接利用的物质，如蛋白质、脂肪和碳水化合物等，以此为原料合成新的生命物质。但使人不解的是：人每天摄入的食物和排出的废物，两者的量是很不平衡的，人的体重又并未明显增加，那这些摄入的食物都到哪儿去了呢？这是怎么回事？一般人常常想过也就算了。但是圣托里奥却不是这样，他要把这个"怎么回事"研究清楚。

圣托里奥生活在莎士比亚的时代，那是威廉·哈维发现血液循环的时代。在那时，一个科学家要找到一种适当的仪器来检测人的基本生理功能的变化是非常困难的。圣托里奥多半是第一个用"温度计"来测试人的体温的人，他还用一架提秤来查明他所谓的"不易觉察的排汗"，说是这一持续的过程，使人体失去大量肉眼看不到的液体。

圣托里奥制作了一架大型的提秤，提秤的秤盘上放着一把椅子和一张床，近旁放着一张工作台；另外，食品和一切日常必需用品都一应俱全放在那里。整整30年里，圣托里奥就都在这提秤上工作和生活，独自不为人知、不计酬劳、默默地在这狭小的环境里，根据对自己所做的实验，来测定身体的各种生理和病理状况。他每天都要计算自己的体重，还精确计算好食品的重量，再记录下活动前后（如进餐前后、活动时和休息时、醒着时和睡眠时、情绪安静时和激动之时等）所测量出的体重与粪便和皮肤排出的液体等排泄物的重量。最后他得出结论，认为可见的排泄物的总量少于摄入量。不要以为这是人所共知的结论，一般人都是想当然，而圣托里奥则是经过科学实验之后获得的，且有精确的数据。

1614年，圣托里奥在威尼斯出版了一部书，即《医学统计方法》，描述他积"30年的经验"所获得的结论。此书共分七章，第一章"关于不易觉察的排汗重量"描述了人体的三种变量，即可见的摄入——食物和流体，可见的排泄——尿和粪便，以及不易觉察的排泄或出汗，从而产生了所谓的"圣托里奥等式"：

体重的改变＝（气体的摄入—气体的排泄）＋（液体的摄入—液体的排泄）＋（固体的摄入—固体的排泄）

圣托里奥在《医学统计方法》中将自己的实验所得出的结论，表述成大约500条格言或叫警句，分以下几类叙述：

不易觉察的排汗，

空气和水，

食和饮，

睡和醒，

工作和休息，

心境和性欲。

他得出的一般结论是健康的维持有赖于人体在摄取和排泄两方面保持适当的平衡。主要的还在于他所提的那些格言：

第1章格言4：仅是不易觉察的出汗就比全部的排泄物多得多。

格言5：不易觉察的出汗或是通过像一张网布满皮肤的毛孔，或是通过口腔的呼吸进行；通常它一天大约半磅，或许可以呼成一杯的量。

格言8：只要在早晨称过身体和可见的排泄物，那么就很容易测定夜里出汗的数量。

格言15：只要出汗的量没有任何变化，每天都重现同样的水平，那么身体就会一直保持最佳状态。

格言54：通常一夜排出尿液16盎司、粪便4盎司，出汗40盎司以上。

圣托里奥自体实验的不平常之处在于这是历史上第一次有控制地对人体的饮食和排泄问题进行科学的实验，而且时间持续30年之久，因而成为今天称之为"代谢"或"基础代谢"的奠基者。著名的意大利医学史家阿尔图罗·卡斯蒂廖尼对圣托里奥的这部著作给予很高的评价。他写道："这部《医学统计方法》的成就是伟大的，它曾被译为欧洲所有的语种并多次再版。比此书的实用价值更为重要的是，其中的观察与结论都是以证实了的实验作为基础，因为它对实验医学给予了最果断的肯定。圣托里奥有许多学生……他的研究工作，直到拉瓦锡时代，都一直激励着医学生们的研究……"

"我把自己挂了六七次……"

—— 呼吸的实验

伊珀尔是比利时西部西佛兰德省的一个城市，第一次世界大战中，为英军防区突出部的中心，协约国军队在这里与德军发生过三次（1914年、1915年和1917年）战役。在1915年4月22日的第二次战役中，德国第4集团军向伊珀尔突出部的英第5军、法第20军阵地连续施放6000罐18万公斤毒气。这是战争史上首次大规模使用毒气。皇家陆军医疗队的伯特·纽曼描述两天之后他目睹第2次毒气投放给加拿大军队造成的惨状：士兵们被告知改用原始的防护措施，包括用自己的尿浸湿袜子，绑在脸上。但是，"最好，你可以看到，所有这些可怜的家伙都倒在曼宁道（Menin Road）上，喘不过气来……"他们只能用湿手帕塞紧嘴巴什么的。结果可想而知，仅英法联军，就有1.5万人中毒，其中5000人死亡，正面10公里、纵深7公里的地带无人防守。

惨剧发生后，英国陆军大臣和陆军元帅基钦纳伯爵亲自电召霍尔丹医生，向他求助。于是，霍尔丹和他的同事们急速赶往比利时，研究德国使用的是什么毒气。霍尔丹发现死去士兵制服上的黄铜纽扣都变了色，据此鉴定出德军释放的是氯气，进而迅速研究出一种比湿手帕和尿液浸湿袜子前进一小步的用具，它叫"面罩呼吸器"（veil respirator），其包在纱布罩里的基本上是经硫代硫酸钠溶液浸泡过的棉垫，能中和低浓度氯气的毒性。

霍尔丹建立如此大的功绩并不是靠他一时的灵感，而是多年对人体呼吸的研究，尤其是他的自体实验。

约翰·斯科特·霍尔丹（John Scott Haldane，1860—1936）是一位呼吸生理学家。他生于苏格兰爱丁堡一个古老的、经济富裕的贵族家庭，先后就读爱于丁堡大学和德国耶拿的席勒大学，于1884年获爱丁堡医学院的医学学位。

霍尔丹具有一个科学家所特有的优势。他全身充溢着难以压制的自信和活力，又有持久的注意力和异乎寻常的天赋和观察力。他对那些智力比较浅薄的人有时会表现出无法忍受的不耐。他每天工作到后半夜的一两点钟，平时极少参加聚会，往往误了下午茶。一般人都以为科学家就是穿着白色工作服、整天坐在实验室里冥思苦想、摆摆弄弄玻璃瓶罐。霍尔丹却认为，世界本身不也可以作为一个实验室来进行研究和实验吗！特别是一位医学史家评价说："霍尔丹是一位伟大的自体实验者——他认为人类的有机体是最好的实验动物，因为它能够报道实验中的感受。"

霍尔丹是在苏格兰的港口城市邓迪开始他的科学生涯的。这里有他的一处住宅和一个学校工作室，他就在这里做他的研究工作。

一直以来，人们普遍相信，疟疾、伤寒以及其他的疾病都是"坏空气"传染的。"疟疾"（malaria）一词就是由"坏"（mala）和"空气"（aria）二词组成的。但霍尔丹想要搞清一个简单的问题：什么是坏空气？呼吸什么样的空气才是危险的？怎样防止这危险？

1887年，霍尔丹移居伦敦。他的叔叔——受封爵士的约翰·伯登·桑德森是伦敦的一位生理学教授。受叔叔的影响，他开始研究呼吸生理学。在霍尔丹的时代，人们都认为，人在吸入二氧化碳时还会吸入无色无味、可能危及生命的物质。但是霍尔丹在研究中查明，在邓迪地下道里和伦敦议会大楼底下地下道里的空气中，微生物都比较少。这使他和他的合作者对当时流行的看法——地下道里的气体是最有害的——产生了怀疑。他继续研究，收集样本，并在这类地下道里一次待好几小时，结果却并不觉得不适或患病。于是，霍尔丹在1887年的《伦敦皇家学会会刊》（Proceedings of the Royal Society of London）上发表了一篇合作论文《地下道里的空气》，其中说道，比起别处来，地下道里的空气"要比气流畅通的学校好得多""地下道里的空气所含的微生物，也比任何房子里的空气少得多"。霍尔丹的实验研究预示了呼吸生理学的诞生。另外，他对兔子进行实验，发现对这些动物注射呼吸凝固成的水，并不比注入蒸馏的水有更大的毒性。这就证明人们吸入的空气中无论有什么杂质，都不是空气本身的原因，而是由于被其他有毒物质污染，因为二氧化碳是无色无味无臭的气体。

为了让怀疑者信服他的结论，霍尔丹和他的同事洛兰·史密斯（James Lorrain Smith，1862—1931）又进一步进行自体实验。他们在一个大小只有6英尺（不到2米）见方的被他们叫作"棺材"的密闭木盒子里待了8小时，先是正常呼吸，随后立即尽快呼出自己吸入的气体，使室内的空气浑浊不纯。霍尔丹和史密斯从这些实验得出的结论是："原来密闭房间里的空气只是闻起来觉得有害健康。"

霍尔丹继续对自己和其他人进行自体实验，测定在不同环境、不同气压之下，几许二氧化碳的量才会对人体的呼吸生理效能产生影响。在这类实验中，霍尔丹和其他实验者常常脸色发青、意识模糊。霍尔丹从这些实验推论出，呼吸主要是由脑子里呼吸中枢的神经所控制的。霍尔丹进行这些自体实验的时候，没有想它的危险性。直到他后来转向研究工业卫生，尤其是会使人窒息的煤气时，他才意识到，他的自体实验是多么的危险。

1895年，伦敦东头5个污水管道工死于沼气中毒。当时，第一个罹难者在27英尺（约8.23米）的深底作业时就病了。他试图回到上面来，但是被沼气的浓烟呛住，淹死在污水管道里。另外3人连忙顺梯子去营救，但也被浓烟挡住。其中两个直接掉到了井底，另一个掉落在煤筛（screen）上。目睹这起恐怖事件的主管工程师看到这人抓住煤筛时，立即攀上梯子，希望至少还能救出他来。但是这名工程师也从梯子上掉进井底。5人没有一个幸存。

霍尔丹推论，定然是某种人所不知的气体使他们送命的。他目睹了对死者的尸体解剖，然后下井底收集空气样本。他用一根粗绳子保护自己，但是却要经受杀死污水管道工的气体的危险。但是他发表在1896年《柳叶刀》上的论文《污水管道气体中毒》中写道，"我觉察不到有任何异常表现"，并说，事实上，他的实验证明污水管道中的气体和正常的空气只有很少的不同。

那么人怎么会死呢？

霍尔丹从管道底部收集了污水的样本，置于一只容量大约1夸脱（26.6磅）的桶里，随后摇动这桶，让污物分布均匀。之后，他将一只老鼠放进这桶的上端，立刻，这只实验动物的呼吸几乎就从正常的每分钟140次急剧降到20次。由此，霍尔丹推论，污水管道工死亡的原因是污水管道里高浓缩的毒气刺激了人的肺，使人无法呼吸。霍尔丹鉴定这气体是"含硫的氢气"，也就是如今所说的硫化氢。霍尔丹的研究让人知道如何防止此类事故，如可以设法使污水管道通风，还有给在下面干活的人绑好绳子等。

接着霍尔丹将研究从污水管道转到煤矿，希望找出矿井下面爆炸的原因。1896年，南威尔士的一座煤矿死了57名矿工和30匹马。但是，霍尔丹得知，其实只有5人是死于爆炸，其他的52人则是由于一氧化碳中毒而死。于是，霍尔丹在动物身上实验一氧化碳的生理作用。实验结果查明，极其少量的一氧化碳都会让老鼠丧命。随后，他不顾危险，亲自实验一氧化碳。在实验中，他感受到视力下降、步伐不稳，做任何动作，协调能力都很差。这实验给霍尔丹造成视力模糊等一氧化碳中毒后遗症。霍尔丹1895年发表在《生理学杂志》（*Journal of Physiology*）

上的论文《一氧化碳对人体的作用》中，对他的这项实验做了有趣的描写：他和老鼠一起在实验室里，各自呼吸一氧化碳。大约过了半小时，老鼠突然跌到地板上了。而他仍然十分镇静，他测试自己的血液呈浓烈的粉红色，这是一氧化碳中毒的标志。于是，他说："我停止了实验，立即跑上（24级）的楼梯。稍一会儿后，觉得头晕，呼吸困难，还感到心悸，不能像平时那样看任何事物。站了两三分钟后，又觉得一切都正常了。视力清晰，喘息也消失了。只是此后有耳鸣。"

老鼠和其他小动物的代谢率都比人类高，因此受一氧化碳影响也比人类快。在经历了和老鼠一起的体验之后，霍尔丹指出，幼小生物对于了解煤矿的危险指数有一定价值。在论文《一氧化碳对人体的作用》中，他写道："矿工通常相信他的头灯可以让他知道矿里是否存在危险的瓦斯，但是，头灯抵御不了少量的一氧化碳。事实上，爆炸后产生的烟雾，对于想靠头灯来穿过烟雾的人，仍旧有很大危险。"后来，霍尔丹发现小鸟的呼吸比老鼠还快，反应也更加急速，可以更好地借它来察看毒瓦斯。

霍尔丹的实验，除了有很多实用价值外，还为一氧化碳的基本生理学作用做出了解释。

霍尔丹又继续深入煤矿，呼吸被矿工们称为"黑气""闷气""底气"等的有毒气体，比较这些有毒气体产生的作用。这些作用的产生常常既迅速又富有戏剧性。在一次进行自体实验时，霍尔丹马上脸色发青，心跳加速。"有30分钟我感到知觉模糊，便不再嗅闻下去了。两三分钟后，脸、唇发青马上消退，代之以正常的颜色。我在呼吸黑气15至20分钟后的体验就像是吸不足氧气所造成的那种感觉。为了确证无疑，我做了两次呼吸黑气的实验。"

霍尔丹此后还进行过很多有关呼吸和气体的自体实验，美国医学史家劳伦斯·奥尔特曼（Lawrence K. Altman，1937—）说他是一个一辈子都不停止进行自体实验的人;《不列颠百科全书》评价他的功绩"主要以阐明呼吸时的气体交换而著名，他的许多研究均以与采煤有关的问题为基础"。

霍尔丹曾在实验中体验过"吸不足氧气所造成的那种感觉",另有人则要体验吸不到空气,也就是窒息造成的感觉。

用一根悬挂的绳索勒紧颈部,或者直接勒死,来处死罪犯,是自古以来最常用的刑罚之一,西方国家从古罗马以来直到近现代都在施行。在中国,岳飞于绍兴十一年(1142)在杭州"风波亭"被勒死,以及吕布、杨贵妃被绞死的事,常在百姓口中流传。但如今,绞刑的执行渐渐减少,而代之以枪决或者电椅、毒气窒息和药物注射,目的是减少死刑犯的痛苦。有记载说,曾有罪犯在受绞刑时,由于绳索断裂,所以,虽然颈部的脊椎已被折断,处于窒息之中,罪犯的生命却未终止,造成其痛苦的惨状,令观者不忍一睹。美国纽约城的神经科医生格雷姆·哈蒙德(Graeme Monroe Hammond,1858—1944)在他的论文中提到此类情况时说,报刊在报道绞刑时经常以沉重的语气,"极力强调犯人遭受了巨大的痛苦",使"'心软'的读者会对犯人产生深深的同情"。哈蒙德虽然声言,这些罪大恶极被处以绞刑的罪犯"不配享受这份同情",但他自己还是想要验证一下受绞时的窒息感觉,到底会遭受如何巨大的痛苦。为此,哈蒙德进行了自体实验。

哈蒙德让人用毛巾缠住他的脖子,再请一位医生抓住毛巾的两端,并将毛巾缓缓旋紧;另一位医生则站在他的面前,检测他对受绞的忍耐度。据说,在这样做的时候,哈蒙德先是感到浑身酸麻;随后便觉得眼前一阵阵发黑,耳中还响起剧烈的轰鸣;过了 80 秒之后,他失去了痛感。哈蒙德回忆说:"这时用刀扎我的手,扎得很深,都流血了,我却没有任何感觉。"

罗马尼亚的法医米诺维奇,尽管不止一次目睹过绞刑的执行,但也希望自己亲身来体验一下这种窒息的感觉。

尼古拉·米诺维奇(Nicolae Minovici,1868—1941)生于罗马尼亚布劳省的拉尼库·萨拉特,是他们家三个儿子中最小的一个。他的两个哥哥都是科学家:米纳是罗马尼亚法医学院的创始人,斯蒂芬是著名的化学和药物学教授。

尼古拉·米诺维奇在罗马尼亚历史最悠久的"国立圣萨瓦高等学校"就读时，就爱把时间化在自然科学上。他1897年入大学，于1898年获法医学哲学学位，同时还努力钻研精神病学和病理学课程，至1901年毕业。然后他去柏林跟随世界著名的鲁道夫·菲尔绍教授学习病理解剖学，跟随弗里茨·斯特拉斯曼教授学习法医病理学，跟随斯蒂芬·李普曼教授学习精神病学。后来他又去了巴黎，与法国精神病学的代表人物保罗·加尼阿等共同工作和研究，然后回到祖国，受命任布加勒斯特的伊尔福夫县法院的验尸官。

医生天生是人道主义者的职业。这职业将医生从一个社会性的机构转向多变的现实生活，关心社会上的人和事。米诺维奇怀有深深的人道关怀。这思想让他相信医生的工作既是技术性的，又具有社会的和伦理的使命，为此，他决心以积极的态度来对待自己的职业，试图用自己的技术使社会变得更美好，就如他自己说的："医生通过照看病人，承担起社会和道德的责任；他从事的这种高度伦理的工作，体现着美德和真理，而不是罪恶和谎言。"

怀着这一崇高的抱负，米诺维奇一生曾完成多项人道主义的事业，包括他最重要的社会工作：以自己的和招募来的款项创建了"罗马尼亚应急中心"，在5年里，为布加勒斯特15000名乞丐中的13000名提供住房和照顾；为贫困学生捐献自己的藏画和500000列伊的现金等。而法医病理学的训练使他想到绞刑，并进而去进行自缢窒息的自体实验。这是米诺维奇的另一项人道主义举措，可能还是他社会影响最大的业绩。

什么是自缢窒息，或缢亡呢？米诺维奇所做的解释是："缢亡是一种暴力行为，在此过程中，身体被索套悬挂起来，索套一端被固定在某一点，另一端钩住脖子，体重完全吊在绳子上，绳子瞬间拉起，人会突然丧失意识，呼吸停止，最终死亡。"

按照这一解释，米诺维奇对自缢窒息进行了最全面的研究，于1904年出版了一部学术著作《缢亡研究》(*Study on Hanging*)；此书很快就被译成法文，于1905年出版。

在《缢亡研究》中，米诺维奇在回溯研究的背景时，选取了172名自缢者的资料，一一列出他们的性别、年龄、国籍、职业和社会地位，以及自缢的地点、季节，甚至自缢的方式，如用绳索或者布带、手帕等等，来分析他们的缢亡情况。只是，不管这些资料如何丰富，却都属于已经不在人世的缢亡者；尤其重要的是缢亡者不能告知他人，他在濒临缢亡之时的感觉如何，使米诺维奇无法了解缢亡时窒息的感觉。而要想了解这个秘密，唯一的可能就是他亲身做一次甚至几次自体实验。于是，米诺维奇就下了这个决心，并在助手的帮助下这样实行了。研究人员这样写到米诺维奇最初的实验：

> 他最初是用没有打结的绳索做了几次初始的实验（"我把自己挂了六七次，每次一般都是四五秒钟。"）。所受的疼痛，如米诺维奇说的，几乎是无法忍受的。这样持续了两个星期，米诺维奇依然觉得"结果是愉快的"，并希望做真的实验。他和他的几个合作者都把他们的颈项套进一条固定的绳索中，并要求一位助手把他们挂起来——如此这般共十二次。

德国学者雷托·U.施奈德在他的著作《疯狂实验史Ⅱ》中，详细叙述了米诺维奇的这一实验。

最初的实验是用食指压住颈动脉，以求中断脑部供血，等到感到眼前发黑，便停下来。由于这样不能真正产生缢亡的感觉，于是，米诺维奇又躺在板子上，把头伸进一个5毫米粗可以收口的索套。索套的另一端则绕过固定在天花板上的滚轮，被他抓在手中，以便他随意拉放。当他收紧绳子，直到索套勒住脖子、拽起头部时，就出现近乎缢亡的感觉了。米诺维奇说，他们虽然经常做这样的实验，"但是我们最多只能坚持5~6秒"。此时的情况，"脸先是变红，然后变青，视线模糊，耳朵里呜呜响，感觉已经丧失了勇气，这时我们就会中止实验"（郭鑫等译）。

　　尽管如此，米诺维奇还是没有停止实验。他又继续进行这一实验。他用布料做了一个不能收口的搭环，让人将搭环扣在他的脖子上，把他吊起来，双脚离开地面 1~2 米，共吊了六七次，每次四五秒，目的是希望能够慢慢适应。"在最初的几次短暂尝试中，"米诺维奇写道，"让我感觉最为明显的是疼痛"。米诺维奇并没有因这疼痛而停止实验。并且因为"受到最初几次实验的激励"，一次次尝试后，最后锻炼出能够支撑 26 秒之久。当然，实验的后遗症也不轻：搭环引起的可怕头痛竟延续了 10~12 天。

　　虽然如此，米诺维奇进行实验的决心丝毫也不减退，相反是更增强了：他将搭环从不能收口改为能够收口，并让人用这收口颈套将他真的"悬挂"起来。不过这到底不是玩的，结果是他和他的助理"尽管鼓起了所有勇气，也无法撑过三四秒钟"。产生的后遗症，主要是颈部所受的伤害，且难免还有喉骨和舌骨的骨折，最后一次实验引起的疼痛持续了一个月之久。

　　米诺维奇在书中多次说起，这种实验实际上是非常危险的。他举例说，有一次，实验结束时，拉绳子的助手担心米诺维奇经过这么一吊，可能已经昏迷，想去扶他，没想到那绳子乱缠在一起，未能松开，结果是，他虽然被这位助手扶着了，但仍旧被悬空吊在索套上下不来。多危险啊！

　　米诺维奇的实验被认为是法医学上的经典实验。他得出的结论是，脑部供血中断是导致死亡的主要原因，而不是以往所认为的，多数的缢亡者是死于窒息。另外，绳索在脖子上的位置也起着决定性的作用，如一位助手因为能在脖子上找到一个合适的位置，竟然在不收口的绳结上吊了长达 30 秒。米诺维奇在书中风趣地说，谁要是不相信这些结论，他会请这个人检验一下实验结果："只要走到那边，脖子搭在索套上，让绳子末端连着一架拉力器。拉力达到三四千克时，身体开始提升、双脚离开地面，这时，难忍的疼痛会让你不想再继续下去。"道理就是这么简单。

"与外在的事物失去一切联系"

—— 笑气的实验

约瑟夫·普里斯特利（Joseph Priestley，1733—1804）虽然是英国的一名教士，且毕生笃信宗教，但他的非正统的甚至是异端的思想，使他对正统教会失去信心。在担任兰开夏郡沃灵顿学院的语言文学导师期间，他出版了《英语语法入门》。但他最感兴趣的还是自然科学，曾根据自己的实验结果写成《电的历史和现状》一书，还发现碳为电导体，并观察到电与化学变化之间的关系。1767 年，他被任命为利兹的米尔希尔教堂的牧师，觉得自己有更多的时间从事写作和实验了。他开始研究气体。附近有一座啤酒厂，他观察到发酵液体的泡沫产生出"固定空气"，即今天所认知的二氧化碳。此前，人们只知道空气、二氧化碳和氢气三种气体。普里斯特利通过实验，发现了氧化氮、二氧化氮和氯化氢等 10 种新气体，包括 1772 年发现的氧化亚氮。

氧化亚氮是一种无色气体，有令人愉快的微甜气味。人吸入时，先是会表现出轻微的歇斯底里，然后丧失疼痛的感觉，有时会抑制不住地发出笑声，因而也被称为"笑气"。

普里斯特利猜测，他新发现的笑气和他此前发现的氧气或许都可以用来治疗肺病。这一想法让另一个英国人感到极大的兴趣。托马斯·贝多斯（Thomas Beddoes，1760—1808）医生原来就因医治肺病而著名，并一心希望找到更好的治疗方法。现在，在普里斯特利的启发和建议下，他创建了"气体医学研究所"（Medical Pneumatic Institution），来研究它们在医学上的应用。他任命汉弗莱·戴维（Humphry Davy，1778—1829）爵士为研究所主任。

戴维曾跟一位外科医生兼药剂师学医，喜欢写诗和钓鱼，还喜欢大自然，是一个热情的艺术家。后来转向研究化学，任职这年还只有21岁。

戴维一上任，就发现自己正处在争论的风口。几年前，一位叫塞缪尔·莱瑟姆·米奇尔的美国医生，自己从来没有对氧化亚氮做过实验，却定要说这种气体具有传染性，是很危险的。他声称，当动物呼吸了这种气体，或者皮肤或肌肉接触到，哪怕极微小的量，都会引起极可怕的后果。戴维本来就有探索事物的习惯，同时也为了检验米奇尔的假说，决定亲自来呼吸氧化亚氮，希望据此查明，呼吸这种气体多久才是安全的，它对脉搏和身体会产生什么影响。戴维在《探究，主要涉及氧化亚氮》中写道："我明白这实验的危险性，大概至少不会有米奇尔医生的假说在我心里所造成的影响这样的危险。"

戴维便在"气体医学研究所"的灯光实验室里小心谨慎地开始进行实验。他脱下背心，将一只体温计放到腋下，步入一只由发明蒸汽机的詹姆斯·瓦特专门设计来呼吸笑气的大密封箱里，请内科医生罗伯特·金莱克在他清醒状态下每五分钟给他往箱子里释放20夸脱笑气。

戴维坐在箱子里深度呼吸，他觉得和一年前他第一次呼吸笑气时的感觉相似。最初觉得有一种不寻常的甜味，随后当他继续吸入的时候，头部微微感到一点压抑。大约有30秒时间，这柔和的压迫感延伸到胸部和手指尖、脚趾尖。在一阵强烈的快感出现之后，他周围的世界都渐渐起了变化。一个个物体都越来越明亮，越来越清晰，狭窄的箱子似乎扩大起来，处在一个完全不熟悉的空间里。

此刻，在他人从未尝试过的大剂量氧化亚氮的作用下，戴维觉得它的效果已经加剧到他无法想象的地步。他的听力变得极其敏锐，使他能够辨别出房间内和似乎是外面的各种声响，一种好像来自远处的洪大的响声，或许就是宇宙本身的振动。在他的视域内，他周围的事物正在强行将它们分离成闪亮的袋子和能量。他自己正毫不费力地上升到他从未怀疑过其存在的新世界。不知为什么，整个经历都忍不住觉得滑稽可笑：他"极想笑"，因为他所有的感官都争相行使其新发现的自由，直至极限。

现在，笑气将戴维带进一个他从未去过的空间。所见的物件，强烈的色彩眼花缭乱；声响通过无限空间的回响，被扩大成一种刺耳的嘈杂声，扣人心弦，仿佛要在四肢上漫溢出来似的。后来，突然，他又"与外在的事物失去一切联系"，而进入一个自我封闭的感官领域。词语、意象和意念"像产生整部小说的感觉"混杂在一起：他不再在这个实验室里了，而是在"一个装修过的世界"，他可以无限地理想化并如愿取得新的发现。

在经历了这一段好似天国之行以后，感到金莱克将呼吸管拔掉了，戴维又被带回到地球。外在世界又渗入他的"半欣喜的恍惚状态"，因为能量又回到他的四肢，他就开始在房间里走动。他走向金莱克，不由得说道："除了思想，什么都不存在！世界是由印象、思想、愉快和痛苦组成的。"

半年后，在节礼日（12 月 26 日）进行的实验是实验的高潮，当时一些著名的人士都参加了。在 4 月第一次实验的几天里，戴维曾向他的朋友，未来的桂冠诗人罗伯特·骚塞（Robert Southey，1774—1843）提供过笑气，骚塞的反应与戴维一样的热情洋溢："天国最高的大气层必定是由这种笑气组成的。"骚塞欣喜若狂地向他的兄弟汤姆报告：

啊，汤姆！笑气，这种气体是戴维发现的哦！啊，汤姆！我有一些，它使我笑，我每个脚趾和手指尖都感觉得到。戴维实际上已经发现了一种未曾命名的新享受。啊，汤姆，今晚我还要去；它使人强壮，那么的愉快，那么极大的愉快！啊，美妙无比的笑气袋！

氧化亚氮的试验是1799年的初夏认真开始的。那天晚上，戴维和贝多斯朋友圈里的内科医生和病人、化学家、剧作家，外科医生和诗人，自己或者相互进行实验。戴维，他记述说，一天呼吸这种气体三四次。实验室成了一个哲学剧场，在这剧场中，实验者和实验对象，观众和表演者之间的模糊成入迷的结果，实验就成为生活本身。

虽然每次实验都是在医学框架里开始的，但是他们越来越针对形而上的问题，尤其是语言上。戴维深知自己"感觉语言"的贫乏，很难用语言表达自己的感受。

戴维还热情地对自己进行实验，特别在满月的夜晚，他带一只充满笑气的绿色丝袋和一个笔记簿，漫游到布里斯托埃文河畔的克里夫顿峡谷，在星空下呼吸笑气，捕捉诗的情绪和哲学视野。有一次，他让自己昏迷过去引人注意，恢复过来后，他"让一个旁观者了解到我因笑和跳而感到的快乐愉悦"。他承认，"通过看一个人的呼吸，甚至看一只笑气袋或者气囊唤醒我呼吸笑气的欲望"。他开始将他的实验推向比较危险的境地。他尝试将笑气和各种兴奋剂结合起来，他平均每8分钟饮一瓶葡萄酒，然后呼吸了大量笑气以致昏迷了两小时。他还实验一氧化氮，一氧化氮在他的嘴里转化成硝酸，烧灼了他的舌头和上颚；他还实验氢气和二氧化碳，使他不省人事，幸亏这气袋从他嘴里掉了出来。康复后，他"迷迷糊糊地说了一句：'我认为我不会死的'"。

随着夏日的过去，实验的动力也在消退。对于大多数的参与者来说，几场实验之后，已经不再有新奇感了，戴维的实验越来越孤单。

这时，他得到了塞缪尔·柯勒律治（Samuel Taylor Coleridge，1772—1834）的协助。柯勒律治在对德国做了长时间的访问后，于1799年10月里回到了布里斯托。

柯勒律治和戴维的友谊会一步步发展并持久到一生的多个时期。但是这友谊是从这一绿丝袋氧化亚氮开始的。当柯勒律治呼吸了笑气，感受到它的暖意扩散到全身时，他明确地说，这种感觉类似于"我所记得的从雪地回到温暖的房内所体验到的"。在随后的一次实验中，柯勒律治就"更加剧烈地吸了"，并承认说："直到最后我都不想停下，我用脚敲击地面，没有想要停下的感觉，在口罩除下之后，我在极度的狂喜之下依然有几分钟的宁静。"

柯勒律治完全被戴维迷住了。他写道："在戴维的心里，每一个受试者都有活力的准则。活着的思想像是他脚下的草皮一样跳跃。"他在新朋友广阔的视野中觉得自己有能力使科学和诗歌改观。

虽然戴维的实验报告是享乐主义、英雄主义、诗歌和哲学的杂烩，但它为科学的价值做出了合乎逻辑的有力的例证。在节礼日的实验高潮之后，他写作的速度到达顶点，由于这一新的气体的效能，至1800年的复活节，他就已经生产出了一本580页关于新气体及其效能的专著。在这部题为《主要涉及氧化亚氮，或失去燃素的氮气和吸入之后的化学和哲学的探讨》（*Researches, Chemical and Philosophical; chiefly concerning Nitrous Oxide, or dephlogisticated nitrous air, and its Respiration*）的书中，他描述了笑气的合成，它对动物和动物组织的影响，在最后一章中描述了前人从未涉及的有关氧化亚氮对他自己和包括贝多斯、柯勒律治和骚塞等二三十个对象的麻醉作用。

戴维确信自己是安全地吸入笑气的，吸的量是间歇性的。"5—6月间，我习惯于呼吸笑气，1周里偶尔是每天三四次，另一段时间里是每天四五次。"他出乎意料地发现，这种气体有一种愉悦的效果。他试图让他的几位朋友试试，包括诗人塞缪尔·柯勒律治、罗伯特·骚塞和医生、《同义词词典》的编者彼得·马克·罗杰特。戴维还细心地感受到氧化亚氮对自己具有止痛或说是镇痛的性能。他这样写道：

> 一次是在我因消化不良而头痛的时候，由于大剂量氧化亚氮的作用，头痛立即便消退了；虽然之后又痛了起来，但不厉害。另一次是轻微的头痛，吸了两次后也完全消退。
>
> 氧化亚氮在消除手术中的肉体头痛上，我有一次机会搞明白。
>
> 在拔除一颗牙医师称为智齿的倒霉牙齿时，我感到牙龈大面积发炎，还感到剧痛，使我完全无法休息和做事。
>
> 在发炎得最痛苦的那天，我吸了平日三倍量的氧化亚氮。吸到四五口时，疼痛便一次比一次减弱；感到像往常那样无比兴奋，几分钟后，原有的忧虑便被愉快淹没了。我原来想象这疼痛是会比实验前更厉害的。

通过自体实验，戴维得出结论，说："由于氧化亚氮在多种手术上似乎能破坏生理上的头痛，它或许有条件可以在出血不多的外科手术中应用。"

戴维几乎每天都吸氧化亚氮，还吸别的气体。一次他吸了氢气和一氧化碳混合的水煤气，差点丧失了性命。

不过，戴维未能意识到氧化亚氮另一种潜在的危险，例如，氧化亚氮的杂质会产生过氧化氮，它是一种会刺激肺部的物质。

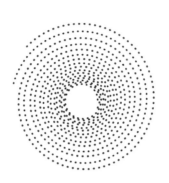

病理实验

"我认为托马斯就要死了"

——癌症的实验

"恶性肿瘤"即俗语所说的癌症，不管是原发性的，还是转移性的，都会严重地危及患者的生命。统计表明，它是近年死亡率最高的三大疾病之一。其实，不只是近年，几百年来，人们一直都"谈癌色变"。

癌症的可怕，除了它的死亡率使患者和家属终日忧虑，还使旁人担心它会像鼠疫、艾滋病、麻风病、肺结核等传染病一样，通过不经意的接触甚至呼吸受到感染，危及自身的生命。这不是个别人或少数人的看法，而是一种群众性的盲目认知，尤其在 17、18 世纪，甚至在有医生信誓旦旦地宣称癌症不具有传染性的时候。就在 1649 年，荷兰医生卢西塔尼（Zacutus Lusitani，1575—1652）声言，根据他对同一家庭里的乳腺癌患者所做的观察，癌症是有传染性的。1652 年，同是荷兰的医生尼古拉斯·蒂尔普（Nicholas Tulp，1593—1674），即大画家伦布朗创作的那幅《尼古拉斯·蒂尔普医生的解剖课》中的名医，也以与卢西塔尼类似的例证，宣称癌症具有传染性。

虽然卢西塔尼和蒂尔普的理论几乎没有科学证据，但仍得到广大群众的相信和支持，甚至有别的医生研究证明癌症不具有传染性，也无济于事。

詹姆斯·努斯（James Nooth，1743—1814）的名气是够大的：他是英国皇家外科学会的会员，还是乔治三世国王的第四个儿子肯特公爵爱德华·奥古斯塔斯的外科医生。在此之前，他是一名在埃文郡的巴斯开业行医的外科医生。就在那些年里，努斯特别关注癌症尤其是乳腺癌，曾收集100多例有关的数据，被认为是当时这一领域的专家。在对这些病例进行了切实的研究之后，努斯写道："多数（乳腺癌）患者的病因目前还不清楚，也没有检测到细菌和病毒。"因为他相信，如果癌症真的会传染，一定可以查到病原体，所以努斯相信癌症是不传染的，而且事实上他研究这些病人，但不论是他的孩子还是他的近亲，都没有受到传染。为了证明自己的这一理论，努斯做了进一步的实验：在1777年将几个乳腺癌患者的组织植入自己的臂膊。对于实验结果，努斯在他的著作《对治疗乳房硬性癌瘤的观察》（*Observations on the Treatment of Scirrhous Tumors of the Breast*，1806）中描述说：

> 两小时后，我感到局部有不舒服，脉搏有剧烈的跳动。第二天就更加不舒服了，出现大面积的炎症，而不像通常锐器伤及的小小的伤口。第三天，差不多一样的情况；第四天，伤处开始舒服些了，而且炎症和跳动感也开始趋于平息。几天之后，形成一个干燥的大痂，我揭掉这痂之后，觉得只有比较健康的酸痛。

因为认为仅仅一次实验，并不足以证明自己结论的正确性，所以努斯又重复做了多次这样的自体实验，他都没有患病，更没有染上癌症。

或许是当时信息的传递太慢，人们不知道努斯的实验，更主要的是根深蒂固的观念阻碍他们相信癌症没有传染性。一般的人出于担忧，都是宁愿信其有而不愿信其无。于是，在 17、18 两个世纪里，多数人都坚信癌症会传染，情况甚至到了如此的地步：由于公众强烈要求隔离癌症病人，以防止"癌症病菌"的传播和扩散，于是，法国第一个肿瘤专科医院被迫于 1779 年从城区搬迁到郊区。

但是科学的结论是经得起检验的。

1808 年，法国的阿利贝尔医师也做了一次自体实验。

让·路易·阿利贝尔（Jean Louis Alibert，1768—1837）是法国皮肤科医学的先驱人物，在这一领域颇多贡献；他还是国王路易十八和查理十世的御用医生。1808 年 10 月 17 日，阿利贝尔让一个同事将一位乳腺癌女病人的体液样本注入他的体内，同一样本还被注入一位医科大学生和阿利贝尔的两位同事的体内，他们除了有点炎症反应外，都没有患病。一周之后，阿利贝尔和他的另一位同事又接受了一次癌症材料的注射，这材料是否来自同一位患者，没有记载。阿利贝尔也只有一些轻微的炎症反应，一点别的症状也没什么；他的这位同事则出现严重的感染，腋窝处和颈部的淋巴结肿大，但没有被传染癌症。

1901 年，芝加哥的尼古拉斯·森（Nicholas Senn，1844—1908）也对癌症的传染性进行了自体实验。

森是一位著名的外科医生，他是美国军事外科医师协会的创始人，他的建树和荣誉使他曾被选为美国医学会主席。森也坚信癌症是不会传染的，不论是直接传染还是间接传染。1901 年 4 月 4 日，在给一位 60 岁男性口腔癌病人做好手术之后，他让人将这位病人的一片恶性淋巴结植入自己前臂的皮肤下。一周后，他皮肤上的切口处出现一个新的结节。但只留存了大约两周，随后就自行消失了。手术后七周，只在植入处有一个实验的明显痕迹：一个淡淡的红疤。

在著名的《美国医学会杂志》（*The Journal of the American Medical Association*，*JAMA*）报道了他的这项自体实验之后，森表示说，积累的大量证据证明，癌症不会经由微生物传染给人类。他又进一步举例指出："常有外科医生在做癌症手术时手和手指受伤，但都没有受癌症传染的确凿例证，而同样原因下，肺结核传染就很常见。照料癌症病人，或者和他们同居一室的情况也一样（不受传染）。"

还有一位叫克拉拉·丰蒂（Clara Fonti）的，她是在意大利行医的波兰医生，一个身心健康、意志坚强的女性。根据自己长期医治病人的实践经验，丰蒂猜测，恶性肿瘤，也就是癌症是由病毒引发的。她这病毒致癌的理论在意大利、奥地利等她曾经工作过医院，都为人们所知晓。现在，在丈夫死于癌症之后，她决心把自己的全部精力都用来验证这一理论上。

丰蒂有一位患乳腺癌的女病人，其丈夫是一名律师。她的病已属晚期，可以看到：出现的肿块很明显，伴有阵发性的刺痛，乳房皮肤也呈现出凹陷状，乳头溢出淡黄色的液体，分明到了绝无希望的最后阶段。1950年7月26日，丰蒂解开胸罩，将自己的乳房贴紧这位病人的乳房创口，并重重地摩擦，希望借此让病人的疾病经由溃疡脓汁传染给她。

十天之后，丰蒂摩擦过的部位确实呈现出可怕的模样，且开始发炎。这炎症让丰蒂感到有理由相信自己的传染理论的正确性，另外几位医生也认为丰蒂传染癌症的实验获得了成功，她已经染上癌症了。大家甚至认为，丰蒂自愿传染了无法医治的癌症，已经到了死亡的边缘。但不久后查清了，丰蒂的这些症状实际上并不是由于传染了癌症，而是某种球菌引起的化脓性炎症，这化脓性球菌原是丰蒂以前从别的病人那里感染的；随后她在与这位癌症女病人密切接触时传给了这位女病人；最后，这位女病人乳房创口上被污染的化脓性球菌，又在两人摩擦时传染给了丰蒂，并在丰蒂体内经淋巴和血液循环传遍了全身，使她产生这种症状。这是一段颇有喜剧性的故事。

尽管进行过这些有效的实验，但许多科学家很长时间都仍旧不相信癌症不是传染病。于是，在克拉拉·丰蒂实验之后的第五年，出现了一次最惊心动魄的实验，这也是癌症自体实验史上最重要的实验。

美国的托马斯·布里廷厄姆（Thomas E. Brittingham Ⅲ）是个理

想主义者。他并不了解此前有关癌症自体实验的情况，但相信一定有人做过这类实验，他希望自己也来将这实验进行下去。当时他30岁，已婚，是三个孩子的父亲，妻子还怀着第四个孩子。虽然他觉得自己要对家庭负责，但一直认为这种危险的工作不能由他人去做，而只能由医生自己来完成。这就是医生的人道主义精神。

实验于1954年12月1日开始，至1955年4月14日结束。每次，都由威廉·哈林顿（William Harrington）医生从一名58岁患慢性髓性白血病（也叫血癌）的主妇的静脉里抽出1000毫升、足足两大针筒的血液，在60秒钟内注入布里廷厄姆的臂膊。这样共注入10次，第一个9周内是每周注入1次，约3个月后次数增加。这样，布里廷厄姆共计被注入大约1夸脱即1.14升血癌患者的血液。每次注射前，都要计算白血病患者血液中的白细胞数量，再从布里廷厄姆的指尖抽出几滴血液计算白细胞数量。每一次注射之后的12小时里，重复计算6次；如果布里廷厄姆被传染上白血病，那么他的白细胞数量就会戏剧性地增多，否则就不会。

注射到第六次，布里廷厄姆的体内开始产生免疫因子，等注射到第九次时，他感到有拮抗作用，兴奋不已。

尽管如此兴奋，但这过程却是异常痛苦的。当注射到第七次时，布里廷厄姆出现严重病状。注射后大约10分钟，他就感到脸红、脑涨、太阳穴上的血管肿胀，并且咳嗽起来。10分钟后症状开始消退，三四分钟后恢复正常。但是不久，布里廷厄姆的头痛得更加厉害了，他开始作呕，背部也觉得很不舒服，还发冷发热，牙齿一直在打战。有一阵子，他的寒热甚至持续了37分钟。几小时后，他明显感到劳累。在整个过程中，坚强的布里廷厄姆都亲自给自己做血液测试。一位在场的医师回忆说，布里廷厄姆虽然对自己的病情感到害怕，但他仍然亲自来到显微镜前测试自己的血液样本，"他不信任让别人来做血液测试。看着他发冷颤抖，穿过显微镜的目镜来注视的两眼周围又黑又蓝，真是难以置信"。

但是 12 小时后，布里廷厄姆的症状竟然消失了。

在这项实验之后，布里廷厄姆又进一步做了一系列的实验：他将患有急性白血病、白细胞减少症、恶性淋巴瘤等多种白细胞疾病病人的血液，注射进自己的体内。不难看出，他这种做法，简直等于自杀。

1956 年 6 月 21 日下午 2 时 45 分，布里廷厄姆接受了一名再生障碍性贫血病人的血液后，立即觉得软弱无力。这不奇怪，以前他也有过类似的反应。但是大约过了 15 分钟，他感到异常虚弱，且呼吸短促、脸色苍白。注射后 45 分钟，他呕吐、腹泻、全身发冷颤抖。他的体温迅速下降，血压也降低。注射两小时后，哈林顿给他打了一针肾上腺素——一种强效兴奋剂，目的是使他的血糖升高、血管收缩增强、血压上升，并采取其他有效措施，包括输送氧气，帮他渡过危机。到了下午 5 时 30 分，他呼吸仍很急促，每分钟多达 60 次，而不是正常的 16~20 次。他因血管脱氧而皮肤变成青紫色。

差不多过了 8 小时，布里廷厄姆的情况仍在继续恶化。于是，同事们将他送进医院。他的心电图和胸片十分可怕，哈林顿后来告诉别人："我认为托马斯就要死了。"

看到布里廷厄姆的这种情况，同事们都被吓坏了。虽然哈林顿给他用了肾上腺素和抗组胺药，但病情似乎仍旧没有什么改变。随后，他们选择了一种会减轻急性炎症的类固醇药物氢化可的松来治疗；同时又给了一种维持血压和防止陷入更深休克的药物。

这时，发现布里廷厄姆已经停止排尿，医生们怀疑可能是肾小管坏死发生障碍。好在药物起了作用，几小时后，布里廷厄姆脱离了危险。

第二天，布里廷厄姆回家了，但他的身体并未完全康复。他的虚弱没有恢复，医生们认为这是心理作用，但实际不是如此。他的皮肤发黄，这明显是血清性肝炎（现称乙型肝炎）的体征，猜想是由输血引起的。最后他的肝炎终于获得治愈，但是实验使他一辈子留下两种后遗症：他的右侧颈静脉内形成血凝块，另外，他再也忍受不了酒精了，他本来就喝得不多，但现在几杯就会使他的肝痛，而且他的性欲望也消失了。

布里廷厄姆确信哈林顿救了自己的命。而我们则要感谢布里廷厄姆这一危及生命的实验，癌症会在多方面产生后遗症，但它不是一种传染性疾病。

从目前的观点看，癌症是基因突变导致的，并不能直接传染。如果癌症真的会传染，那么应该有病原体才对。癌症病人的亲人们在护理时大可放心，无须担心经由接触会染上对方的癌症。

"我决心对自己来做这第一次的实验"

——传染疟疾的实验

1996 年 2 月，纽约自然历史博物馆的戴维·格里马尔迪在新泽西州发现了一块琥珀，里面粘着一只蚊子，经高科技检测认定它生长于 9000 万年前，表明那么久前就已经有蚊子了。医学史家说，在公元前 2—3 世纪古罗马喜剧作家提图斯·普劳图斯和普布留斯·泰伦提乌斯的作品中，已经写到疟疾这一周期性的传染病，而且他们还注意到，从 4 世纪开始，此病就成了古希腊沼泽区的地方病，一直广泛传播至今。但是 2000 多年来，人们一直都受尽疟疾之苦，仅以近代来说，19 世纪末，在印度的医院里，三分之一的病人是疟疾患者。20 世纪 30 年代有一篇报道说，疟疾使琉球群岛的居民迅速死亡，有一个村子，30 年里，没有一个孩子能逃过此病而活下来，全村唯一的一个老妇人，也是疟疾病人。在中国，据史书记载：三国时期，诸葛亮南征七擒孟获；唐天宝中，李宓攻打南诏；元朝于大德四年出征滇南；还有清乾隆年间数度进击缅甸，都因疟疾而受折，有时竟会"及至未战，士卒死者什已七八"。由此可见疟疾给国计民生带来了严重危害。但大家都不知道怎么会生这病，更没有把它和滋生在沼泽地里的蚊子联系起来。历来以挽救人的生命为己任的医生们发出呼吁，不仅要想法医治此病，更重要的是，查明致病的原因，这样才有可能从根本上杜绝此病的袭击和传播。最终经过很多人的努力，其中主要有在殖民地印度做军医的英国人罗纳德·罗斯（Ronald Ross，1857—1932），以及意大利人乔瓦尼·巴蒂斯塔·格拉西（Giovanni Battista Grassi，1854—1925）等人，才找出传播这一疾病的凶手。

罗斯生于印度位于喜马拉雅山麓一条山脊的阿尔莫拉镇（Almora），是大英帝国西北边境部队的指挥官、陆军上将坎贝尔·罗斯爵士的大儿子。他10岁时回英国受教育，接受中等教育后，先是根据父亲的意愿，在1875年进伦敦著名的圣巴托罗缪医院，随后于1881年参加在英国殖民地印度的"印度医疗队"（Indian Medical Service），最初的工作地点是马德拉斯（现称"金奈"）。

罗斯有文学气质，他甚至常常写诗。医疗队的工作平淡又呆板，实在不合他的兴趣。直到疟疾的问题吸引了他，他才顽强地投身于这一工作，虽然困难重重。

罗斯在印度工作的那段时间，每年死于疟疾的印度人高达100万人，甚至在街头都能看到成千上万疟疾病人都顾不上礼节体面就地而卧，这些人发病时牙齿打战和恶心、呕吐等症状，在罗斯的脑际留下非常深刻的印象。罗斯曾经写过一首诗，表达他的感受："一张张痛苦的脸在哀求，我们就无可疗救？我们答道，是的，现在还不能够，我们正在探究……"

罗斯想"探究"疟疾的病因，以"疗救"可怜的病人，他甚至写过4篇相关的论文，可惜他的结论是错误的，因为他认为疟疾是由肠道功能紊乱引起的。

不像罗斯，格拉西具有扎实的知识武装。格拉西从帕维亚大学医学系毕业后，专门从事寄生虫，特别是钩虫的研究。1883年就成为卡塔尼亚大学的比较动物学教授，并于1895年参与意大利博洛尼亚

（Bologna）的医生和昆虫学教授阿米科·比尼亚米（Amico Bignami，1862—1929）等的研究罗马周边地区疟疾的研究组。

1895年，罗斯的助手，年轻的阿皮亚（Appia）医生决定在工作地印度的塞的康德拉巴德（Secundarabad），通过自体实验来研究疟疾。他的实验很简单，就是让吸过疟疾病人血液的蚊子来叮咬自己。但是不知什么原因，实验没有成功。也就是说，被蚊子叮咬之后，他没有得病。

1896年，格拉西的学生比尼亚米坚信，一种叫疟蚊（Anopheles）的蚊子，在吸过疟疾病人的血之后，再去叮咬健康人时，可能将疟疾传给健康人。他还在一位姓索拉（Sola）的先生身上做了实验，但也没有引发疾病。于是，格拉西决定亲自来重做这一实验。他这样写要自己来实验的动机：

> 在我从事疟疾研究的时候，我认为必须进行人体实验。但是我情绪上总是而且此刻也克服不了内心反对任何可能损害他人人体的实验。因此，我决心对自己来做这第一次的实验。

1896年9月的一天，格拉西让人从米兰的洛卡-迪特留齐（Locate di Triulzi）这个意大利疟区小镇捉来几只蚊子，然后放进自己的卧室。虽然事前做好预防措施，蚊子无法飞出去，但还是有几只蚊子进了与格拉西的卧室邻近他母亲和姐妹的房间。格拉西和他母亲都被蚊子叮咬了，但都没有生病。2年后，也就是1898年，他又做了一次类似的实验，这次他决定让志愿者来做。因为那时，随着医学的发展，只要及时治疗，就能抑制疟疾。所以格拉西决定不让自己染病，以便继续从事进一步的研究工作。

说到对疟疾传染性的研究，尤其是罗斯的研究工作，就不能不提到另一个对罗斯有极大帮助的英国人——帕特里克·曼森。

帕特克·曼森（Patrick Manson，1844—1922）出生在苏格兰一

个颇有资产的家庭。他从小就对制作动物标本特别感兴趣。一次，他抓到一只猫，偷偷地躲进家中的小阁楼去制作。当他剖开猫的肚子时，他非常意外地发现它的胃里有很多条状的寄生虫。曼森后来说，这是他以后从事研究的前奏。长大后，根据他兄长的意见，曼森于1866年去了台湾地区。作为中华帝国海关的一名医官，他在那里长期从事热带病研究。5年后，他转至厦门，又工作了13年，1866年和1889年还在香港和厦门继续工作。

作为一位丝虫病的专家，曼森曾经发表过300多篇（部）寄生虫学方面的论文或专著。只是由于当时信息传递速度缓慢，所以他对格拉西等人的看法完全不了解。至于对法国军医夏尔·路易·阿方斯·拉韦朗（Charles Louis Alphonse Laveran，1845—1922）早在1880年就曾在殖民地阿尔及利亚的康斯坦丁，从疟疾病人的血液中发现引发疟疾的那种镰刀形的病原微生物疟原虫，纠正了以前普遍接受的沼泽上的气体引发疟疾的"瘴气理论"，更是闻所未闻。因此，他要通过实验来验证自己的猜测。

是的，别的医学家也做过这方面的实验。如英国的约瑟夫·班克罗夫特（Joseph Bancroft，1836—1894）和托马斯·科博尔德（Thomas Spencer Cobbold，1828—1886）等，认为是蚊子传播疾病。但是曼森是这个领域的真正先驱。曼森的实验是这样的。

首先，曼森请人帮忙从外地捉来蚊子，因为他生活的伦敦没有蚊子。然后，在查明一个中国人患有丝虫病之后，他让这个中国人睡进蚊帐里面，然后设法将蚊子放进蚊帐里去。他想，如果他的理论正确，那么蚊子夜里吸过人的血之后，应该会将丝虫病传给这个人。现在的任务是使这些用来实验的蚊子活下去，以便它身体里受染的胚芽繁殖起来。但是尽了一切努力，都只能使蚊子活五天。于是，曼森就在蚊子还活着的时候，把它制作成标本，今天一个，明天一个，后天又一个。他设想，在这些蚊子的体内，应该有丝虫的胚芽。曼森首先感兴趣的是蚊子的胃。他用钢笔尖做"解剖刀"。七天里，他在蚊子的胃中经常可以找到数百颗子配子胚芽。最后他甚至看到有一些子配子胚芽已经开始蠕动、伸展，竭力想穿透蚊子的胃壁。曼森还曾通过显微镜，在疟疾病人的血液中看到传播疟疾的原虫。这是曼森的重大发现，激励他决心跟踪查明这些子配子的生活周期，从而弄清疟原虫是怎样进入人体的。

曼森原来是受他读过的一本博物学著作的影响，相信蚊子的生命像蜉蝣一样短促，它们死了之后，就掉进水里，人们喝下被污染的水，就会被传染而患疟疾、黄热病或丝虫病。他的蚊子传染理论受到人们的嘲笑，人们甚至给他取了"病理学上的凡尔纳"和"蚊子曼森"的绰号。只是多年之后，业界才承认他的工作是"当代热带医学的基石"。

曼森是一个特别谦逊的人。他曾这样谈到自己的工作："像我这样的开业医生，因为每天都为面包而操心，所以就只能很慢地做很少的研究工作。"

曼森说得完全正确：只要考虑当时类似的工作所遇到的所有困难，并和今天的实验室研究条件相比较，就可以适当地做出评价，就某一方面来说，他是一位先驱人物，就像是北美洲或其他地区的第一个移民。

积攒了足够的财富与名望，曼森于1890年离开中国去伦敦定居。他希望最终能够摆脱繁杂的日常事务，完全献身于自己所喜爱的事业。但是很快他的希望就破灭了。因为他所积存起来的中国货币大幅贬值，以致他在伦敦不得不重新做开业医生。尽管如此，曼森还是保持他对热带病的研究兴趣。他给许多在亚洲和非洲工作的医生写信，请他们给他寄可供研究的血液涂片。曼森在家里的阁楼上，建起一个实验室。他大部分闲暇时间都待在那里，低着头，运用显微镜，注视、比较、做记录，寻求新的数据。他从亚洲和非洲人的血液涂片上查到了三种给健康人造成损害的丝虫。他还仔细研究了一些其他寄生虫的生长周期。

1892年是曼森一生中重要的一年，在这一年他进了伦敦的"海员医院"（Seamen's Hospital），这让他可以直接从事他所热爱的研究工作，而不必远远巴望别人寄来的材料，因为来这里就医的都是远航到各个国家染上热带病之后再来到英国港口的海员。结果，曼森在这里见到许多患疟疾死在医院里的海员，从他们的血液里看到疟疾的原虫，也让他的同事们开了眼界。

1894 年底，曼森认为自己对疟疾和疟原虫的性质、生长发育过程以及它的中间宿主都已经研究得很充分了。他这样写道："我觉得，我提出的假设是有充分根据的，只要条件许可，我无疑能够给出令人信服的实验证明。"

为了去热带地区完成他的研究，获得他所坚信的最后证据，曼森需要 300 英镑经费。但他没有这笔钱，向皇家科学院提出，也遭到了拒绝。这虽然使他非常伤心，但他并不记恨。他所想的只有疟疾研究。他与罗斯联系，因为在罗斯工作的地方可以进行研究所必需的实验。而曼森没有这种可能，因为伦敦没有那种对疟疾的传播起主要作用的蚊子。医学史和百科全书都写了罗斯在疟疾的研究方面做了许多工作，并且获得 1902 年的诺贝尔生理学或医学奖，但大多没写或只是一笔带过曼森对他的成功起到的作用。

曼森怀着对疟疾病人的人道的爱，继续从事热带医学的研究，并向医生们发出呼吁："先生们，当你们中任意一人想到自己本来可以拯救人的生命，仅是因为缺乏基本的热带医学知识，却救不了他们，这时，就应该感到无地自容。"号召他们进行勇敢的自体实验。

曼森首先就要求他的儿子、年仅 23 岁的帕特里克·C.曼森于罗马的梵蒂冈医院，在意大利医生朱塞佩·巴斯蒂亚内利（Giuseppe Bastianelli，1862—1959）和比尼亚米的帮助下，让吸过疟疾病人血液的蚊子来叮咬，结果染上了疟疾。

另外，曼森自己也主持了一次实验做对比。他指导两位医生乔治·洛（George C. Low）和路易斯·萨姆邦（Louis W. Sambon）在意大利著名的高疟地区坎帕尼亚（Campagna）睡进一个挂有帐幔的棚子里，当时虽然是最容易患上疟疾的季节，但由于帐幔隔离了蚊子，所以二人未染上疟疾。这两位实验者后来在学术上有很大的成就，都成为著名的卫生学家。

通过这样的对比实验，曼森有力地证明了蚊子在传播疟疾中所起的作用。

查明是蚊子传播疟疾之后，只要能够做到消灭蚊子，也就可以防止罹患疟疾了。如在开凿巴拿马运河时，最初因为疟疾肆虐，使很多工人死去，工程无法继续进行，最后切实地消灭了蚊子，才使运河得以完成。而这时，已经开始广泛应用奎宁来治疗疟疾了。这又引发出一次新的实验。

朱利叶斯·瓦格纳－尧雷格（Julius Wagner-Jauregg，1857—1940）是奥地利的精神病学家和神经病学家。他在治病中碰到一个棘手的问题，就是在当时看来，梅毒性脑膜脑炎，即麻痹性痴呆是一种不治之症。

早在 1887 年，瓦格纳－尧雷格就曾设想通过人工诱发热病，升高体温，来治疗精神病。30 年后，瓦格纳－尧雷格将疟原虫植入自己体内做自体实验，染上疟疾。随后，他用同样的方法来治疗患有梅毒性脑膜脑炎的病人，结果病人患了疟疾，却治愈了梅毒性脑膜脑炎，而疟疾也可以通过服用奎宁治疗。瓦格纳－尧雷格因这一发明于 1927 年获诺贝尔生理学或医学奖。他有关这方面的著作《通过接种疟疾来防止和治疗进行性麻痹》（*Verhütung und Behandlung der progressiven Paralyse durch Impfmalaria*）刊于 1931 年的《实验治疗手册》（*Handbuch der experimentellen Therapie*）。

不过这种方法也不都能产生良好的效果。于是，医生们就设法使疟原虫一次次经蚊子在人群中传播，以自体实验性质，让它减弱到不能繁殖，因而也就不可能引发高热。

为了验证这位维也纳医生的论点，汉堡大学热带医学研究所杰出的动物学家、医生和疟疾专家埃里希·马蒂尼（Erich Martini，1884—

1960）向维也纳定购了一批染有疟疾的蚊子，做了一系列的实验。可是在实验的紧张时刻，结果还不明显的时候，马蒂尼有要事必须离开汉堡。于是他委托他的助手将实验继续下去，实验的方法跟以前一样。让人意想不到的是这些蚊子变得无精打采、萎靡不振，显然研究所不是它们的乐土。随后就一天天都死了，几天之后，只剩下一只蚊子了。马蒂尼的一位女助手格特鲁德·福尔默（Gertrud Vollmer）认识到这唯一的一只蚊子的重要性，于是她设法让这只蚊子停到自己的手上吸足血。几天后，她出现寒战，然后体温升高，一句话，她患上疟疾了。这实验表明，即使是在此种情况下也可以人为引发疟疾。

让感染了锥虫的舌蝇来叮蜇

——昏睡病的实验

虽然在 15 世纪中叶，葡萄牙人就沿着非洲海岸航行，到达了几内亚，荷兰人也在 1652 年出现于南非，但是西方殖民者开始对拓展非洲感兴趣还是在工业革命之后，尤其是 19 世纪的最后 20 年。只要气候许可，他们便永久在非洲定居，利用非洲劳力，为他们提供棉花、橡胶、羊毛、燃料、植物油、植物纤维、金刚石及铁、铜、锡、煤炭等矿产品。非洲原有的"黄金海岸""象牙海岸""奴隶海岸"等地区的名字，最鲜明地表明那边的物质资源和人力资源。但是他们后来发现，不知怎么的，他们的牲畜和马匹经常莫名其妙地死亡，而且人也常常生病：主要病状是发热、头痛，还包括食欲减退、严重消瘦、睡眠异常等症状，特别是昏睡，白天也常嗜睡。最初人们把此病叫作"非洲热病"，后来又称为"昏睡病"（sleeping sickness），却不知是什么原因引发的。

由于这种昏睡病的某些初期症状和早期疟疾的特征有些相似，而法国军医和寄生虫学家夏尔·路易·阿方斯·拉韦朗 1880 年在阿尔及利亚的康斯坦丁从疟疾病人的血液中找到了疟疾的病原微生物疟原虫，所以医生们考虑，通过研究那些患昏睡病的非洲黑人的血液，来分辨这种他们认定的"非洲疟疾"，到底是像意大利南部坎帕尼亚这个高疟地区的疟疾，还是荷属东印度，或是其他什么地方的疟疾。

年轻的达顿医生便是这样想的。

英国的约翰·达顿（John Dutton）是一位化学家的儿子，他在读大学的时候，就显露出出众的才华。毕业后，他去往西非的"利物浦热带医学研究所"研究那里常见的疾病，有不少新的发现，其中包括他对传播疟疾的蚊子的发育过程及其生活环境的深入研究，他还写出了详细的报告。

本来，回英国后，达顿也有足够的事情可做。但是他又于 1901 年再次前往西非。这次，他是去冈比亚调查黑人常患的昏睡病。

一次，达顿听当地的一位医生说，照他看来，黑人患的这种疾病是由丝虫引起的。于是，达顿决定对病人的血液进行研究。可是，奇怪的是，他在黑人病人血液中看到的不是丝虫或者疟原虫，而是一种外形像小蛇的螺旋形的微生物，而这种微生物的体积似乎比所有已知的细菌都大得多。这是单细胞原生生物，最早在戴维·布鲁斯研究热带病，检查动物的血液时，曾经引起过他的注意。布鲁斯当时称它为"锥虫"，但不知道它的性质，也看不出它和哪一种热带病有关。达顿只是根据发现它的地点，称它为冈比亚锥虫（Trypanosoma gambiense）。

戴维·布鲁斯（David Bruce，1855—1931）是苏格兰人，父母在 19 世纪 50 年代初"淘金热"时移居澳大利亚，在墨尔本生下了他；5 岁那年，父母又带他回到了苏格兰。

布鲁斯进入爱丁堡大学时，热衷于动物学、特别是鸟类学的研究，还曾因自然史的研究而获得奖章。由于一位医生朋友的鼓励，他去研究医学，于 1881 年取得学士学位后，在英格兰大伦敦南面的赖盖特（Reigate）做助理医生。

在一段短时期的开业之后，布鲁斯进了汉普郡内特利（Netley）的军医学院，1883 年以优异成绩毕业，不久后成为"陆军医疗服务队"（Army Medical Service）的上尉外科医生。同年，他与比他小六岁的玛丽·伊丽莎白·斯蒂尔（Mary Elizabeth Steele）结婚。后来的事实表明，二人的婚姻是异常美满的，虽然没有孩子，但是玛丽在家务、社交和科研上都是一把好手，尤其是她具有优美准确的素描和绘画才能，可以为布鲁斯的实验绘制锥虫和其他微生物的图画，是他不可或缺的助手。

1884 年，布鲁斯被派往马耳他。

马耳他为地中海中部的一个小群岛，16 世纪被割让给名为"马耳他骑士团"的宗教军事组织，1798 年被拿破仑占领。1802 年的《亚眠条约》将马耳他交还"马耳他骑士团"。但马耳他人抗议不从，只承认英国国王为马耳他君主，接受英国的统治。

马耳他群岛属地中海气候，夏季炎热干燥，年平均降水量仅为 500 毫米。由于高温及缺乏常流的河道，所以天然植被稀少；岛上又缺乏淡水。这样的自然条件，只有利于病菌的繁殖，而不利于人的健康。

马耳他有一种常见的人和牲畜的传染病。发病的特征为发热、寒战、多汗、虚弱和全身疼痛。病菌的侵入力极强，能在牲畜中间迅速传播，健康家畜若进食被污染的饲料会染上此病，病菌亦通过擦伤皮肤或眼结膜而直接进入人体，人接触病菌也会感染。这是一种地方病，曾经有过很多名称，如"马耳他热""地中海热""持续热""塞浦路斯热""直布罗陀热""克里米亚热""纳波里热"等。

马耳他热给英国当局带来很大的麻烦：英国驻防在马耳他的士兵，一个季度里，平均有一百人左右因为此病而住院，这就是说，每年有数量众多的士兵患病，除了高昂的治疗费用，还影响士兵的战斗力。

接受任务后，布鲁斯和他妻子就来到马耳他的首都瓦莱塔，在一家医院住下来，由医院提供食宿，来研究马耳他热，并取得了成功。

布鲁斯通过穿刺脾脏，从死于马耳他热的病人的小肠中发现了一种以前从未见到过的细菌；另外，在患这种疾病士兵的血液中也找到这种细菌。对动物进行的实验表明，这就是引发马耳他热的病原菌。布鲁斯将这种细菌的培养物注入猿猴的血液中，实验动物病了，症状与马耳他热完全一样。布鲁斯查明了"马耳他热"的病原菌，对昏睡病的研究有重大意义。只是有一点还不清楚，就是这种传染牲畜的病菌是如何进入人的躯体使人患病的。在几年之后，他再次来到非洲时才识别出来。

布鲁斯注意到，似乎只有某一些圈子里的人才患"马耳他热"，例如被禁闭在监狱里的犯人。最终，在1905年，由他领导的一个科研组发现，是士兵们喝了被感染的山羊的奶，才感染上此病的。监狱里的犯人显然也是喝了这奶。后来，淘汰了士兵饮食中的山羊奶，士兵中患"马耳他热"的也减少直至没有了。从这时起，医生们就开始以布鲁斯的名字命名，把"马耳他热"的病原菌称为"布鲁斯氏菌"。

1889年，布鲁斯离开马耳他，前往两年前成为英国殖民地的南非的祖鲁兰。那里，非洲锥虫病在牲畜中猖獗流行，导致大批牛马死亡。布鲁斯和做他助手的妻子一起查明，正如当地人所认为的，此病是由一种比家蝇要大一些、躯体粗壮、黄褐色的舌蝇（tsetse fly）传播病菌才引发的。这些舌蝇栖居在西部和中部非洲的两大片低地雨林和河道两侧狭长的森林地带，因为河道又延伸到邻近的热带草原地区，所以这些携带非洲锥虫病病原体的舌蝇，能以吸入羚羊、牛、马等大型动物的血液为生，进而吸入人的血液时，将疾病传给人类。

在欧洲工作了几年之后，布鲁斯再次去了非洲。这次去的是乌干达，希望在那里对神秘的昏睡病继续进行研究，他还找了几个有经验的科学家做他的助手：戴维·纳巴罗（David Nunes Nabarro，1874—1958）、爱德华·格雷格（Edward David Wilson Greig，

1874—1950）、R. H. 贝 特 曼（R. H. Bateman）、F. P. 麦 凯（F. P. Mackie），当然还有他的妻子。

当时，达顿和乌干达的首席医官贝克（Baker），以及年轻的佛罗伦萨细菌学家阿尔多·卡斯泰拉尼（Aldo Castellani，1874—1971）的工作已经获得非常重要的成果。不错，达顿是查到了冈比亚锥虫，但是对这种形状像单细胞生物的锥虫的性质琢磨不透。它是不是某种寄生在人体血液里的无害的寄生虫，因为在那里找到适合它生活的条件，还是别的什么？对这个无法确定的问题，就在乌干达工作的几个星期中，布鲁斯得以查明，人的昏睡病的病原菌，就是达顿起初所找到的那种锥虫，因为在卡斯泰拉尼回伦敦时，他的手提箱里就有一部布鲁斯的手稿《锥虫和昏睡病》。只是到底是谁最先查明，曾经有过争论。1881 年受封为爵士的苏格兰医生和探险家约翰·柯克（Sir John Kirk，1832—1922）一直在非洲工作，最后被任命为桑给巴尔的代理医官、总领事兼政治代表，同时也是非洲昏睡病研究委员会的成员。他坚持认为，有赖于戴维·布鲁斯，才弄清了昏睡病的谜。对于这场争论，英国皇家学会权威人士的结论是："布鲁斯在他的报告中以准确的语言对所有的事实做出了说明"，也肯定了"卡斯泰拉尼医生在研究工作中所获得的业绩"。所以，布鲁斯在昏睡病的研究史上占有领先地位。但是他未能到达终点。

布鲁斯相信，引发昏睡病的锥虫的宿主是羚羊。于是，他提出，杀掉所有的羚羊。但这建议遭到非洲的研究者和专家们的反对，因为有一个实质性的问题还不清楚，即引发锥虫病和昏睡病的，是否属同一种病原菌，或者非洲锥虫病(nagana)和昏睡病对人类都具有危险性，而后还需要查明是否有第三种疾病。

1912 年，德国的军医马克斯·陶特（Max Taute）和他的主任医师弗里德里希·卡尔·克莱内（Friedrich Karl Kleine）一起奉命去非洲研究热带病，最先研究的是昏睡病。陶特进行了自体实验。实验虽然比较简单，但无疑需要具有极大的勇气和英雄主义精神。陶特先是让感染了锥虫病的舌蝇来叮蜇。这样，他就成为一个引发家畜非洲锥虫病的锥虫的携带者。接下来就要看他是不是因此而罹患昏睡病，如果病了，那就证明非洲锥虫病和昏睡病是同一种病原体引起的。

很明显，对陶特来说，做这样的一个自体实验，需要能够经受严峻的心理考验，因为他需要等待，直到查出他的血液中有了锥虫，而等待的时间无从知晓。可怕的还在于，那时德国医学家保罗·埃利希（Paul Ehrlich，1854—1915）还没有发明出"拜耳205"（Bayer 205），即后来的"热尔曼"（Germaim），也就是苏拉明纳（suramin sodium）这一特别适合于治疗非洲锥虫病的化学合成药。不言而喻，这是一次随时都受死亡威胁的实验。

但是陶特没有发病。如此看来，如果实验中没有什么无意中的偶然出错，那就证明，由舌蝇使动物罹患的疾病和人类的昏睡病虽然症状十分相似，却不是由同一种病原菌引起的；也就是说，两者是不同的疾病。

陶特所做的实验在科学上具有很高的精确性。

实验是在"葡属东非"进行的。第一次，不多不少，陶特设法让39只舌蝇来叮他。为排除这些都不是或者不都是锥虫的携带者，而不过是普通的舌蝇，他又用77只确实感染而带菌的舌蝇做了一次实验。而且他还弄到几只动物——狗和猴子来让这些舌蝇叮蜇作为对照组，以确定他的设想正确无误。渐渐地，动物都患了"舌蝇病"，他却仍旧十分健康。

虽然这样，陶特还不满足这样的实验，因为他认为，要说就是不同的两种疾病，理由还不够充分。他说："可以提出异议，说这些舌蝇中有一些携带的锥虫太少，不足以使人患病。"自然，这种反对理由的可信度是不够的，但陶特还是不去管它。陶特又抓来几只患非洲锥虫病的狗，给自己注射这些狗的血液。

与此同时，陶特检查了这些狗的血液里有多少锥虫。结果查明，数量多得惊人，照他的计算，每毫升大约有4万个。这样看来，他给自己注入 2 毫升的患病的狗的血，血中那么多数量的锥虫必然引发疾病，因为这种病一般来说对人是危险的。但这一次陶特竟然仍然健康如初，虽然每一只对照动物都病了。此外他还查明，在他血液中的那些引发"舌蝇病"的锥虫都已死灭，而做对照的实验动物血液中的锥虫却开始繁殖，施展其致命的威力。两周后，陶特将自己的血液注射到一些健康的动物体内，动物也不受影响，而健康如常，因为他血液中的锥虫已经死灭。

尽管如此，无论是谁，还是会产生疑问，即仅仅对一个人进行实验，还不足以证明两者不属于同一种疾病，除非在类似的条件下得出同样的结果；也可能会有一些人对昏睡病这类疾病具有先天免疫或者后天获得了康复条件。因此，陶特决定不仅对他自己，还让别人也来继续实验这种可能性。

第一次世界大战中，陶特在东非服役，先是做军医，后又任医疗队队长。在这段时间里，他也像以前那样对自己进行自体实验，还和军队里的兽医弗里茨·胡贝尔（Fritz Huber）一起做实验。陶特共做过 14 次自体实验，在他人身上大约做了 150 次实验。在他人身上的实验结果都是否定的，且没有一次损害人的健康。只是陶特本人是个例外，这大概是因为注射了过多的动物血液，使他易受感染。有一次甚至出现了可怕的症状，不过他很快就恢复过来了。

揭示昏睡病的秘密工作好像已经完成了。但是还有一个问题并不明了，需要从另一个角度对材料加以检验。英国格拉斯哥的医生 J. F. 科森（J. F. Corson）追踪德国在东非的殖民地坦桑尼亚的坦噶尼喀（Tanganyika）地区出现昏睡病的可能性时，也经受了和陶特一样的考验。

科森生于 1878 年，参加了黄金海岸医疗队（Gold Coast Medical Service）。他一直待在非洲，并染上昏睡病，但得到了救治，因为那时已经有热尔曼这一药物了。现在，他决定完全像陶特所做的那样，对昏睡病做一次自体实验。

科森让已经证明是布鲁斯氏菌携带者的舌蝇叮蜇自己。和他一起做实验的还有一个欧洲人，结果，他们两人都仍然健康如初。这样就证实了陶特得出的结论。

科森同时还希望弄清一个问题。

上面说到，只知有两种锥虫，即以"布鲁斯"命名的锥虫和冈比亚锥虫，并已经查明，一种会经由舌蝇引发动物患病，另一种是达顿发现并被他命名。但是还发现有第三种锥虫。1910年，利物浦大学热带医学系著名的寄生虫专家哈罗德·B. 范尚（Harold B. Fantham，1876—1937）和他的特别助理约翰·威廉·斯蒂芬斯（John William Stephens，1871—1933）在患昏睡病的黑人的血液中找到第三种锥虫。因为是在南非的罗得西亚（即今津巴布韦）发现的，所以这种锥虫就得到一个"罗得西亚锥虫"的名称。但是谁都不知道这种锥虫在昏睡病的发病过程中起什么作用。于是，科森决定对这第三种锥虫进行研究。

科森将查明是罗得西亚锥虫引发疾病的病人的血液注射进容易感染此病的动物体内。此类动物有绵羊、山羊、豚鼠、家鼠。他希望弄清，通过一系列肌体的转换过程之后，锥虫是否会一点点丧失传染的能力。他把舌蝇养在这些实验动物中间，等它们吸过实验动物的血液之后，再让它们来叮蜇自己。但是他没有发病，可以说是什么结果都没有。

当时，科森给自己的手臂注射了少许患罗得西亚锥虫病的豚鼠的血液。第二天，注射部位出现红色斑点，但很快就消失了；后来又再次出现。科森体温升高。实验开始后一周，从他的血液和注射部位的体液中都查到有锥虫。在科森将自己的血液给几只实验动物注射后，它们都病了。这就无疑，科森患了昏睡病。随后他以热尔曼来治疗，使病情得到缓解，他也恢复了健康。

这一实验表明：一是锥虫经由人体的转换，并不减弱它的传染能力；二是在罗得西亚查到的锥虫与在冈比亚查到的锥虫一样，对人都具有危险性，两者只是外形有些不同。

如今，昏睡病的问题，从科学观点来说，已经完全解决。虽然昏睡病仍然影响着人类的未来，但找到了这种热带病带菌者的中间宿主须舌蝇（Glossina palpalis），近年还有一些新药发明。此外，以捕蝇器与气味吸引物联合研制的"除蝇器"等杀灭工具也有了新进展。同时，世界卫生组织有关热带病的特别方案也正在试图解决这一问题，相信昏睡病终将不会是一个无法对付的疾病了。

"数百万的科赫'逗号',此刻我就要一个不留地把它全都喝下去"

——传染霍乱的实验

英国外科医生威廉·弗格森爵士（Sir William Fergusson，1808—1877）是维多利亚女王和她丈夫阿尔伯特亲王的御医，以"有鹰一样的眼睛、狮子一样的心和女性一样的手"而闻名于世。他从医数十年，诊治各种疾病，可谓见多识广。但是在他看来，除了鼠疫，可能没有比霍乱更威胁人的生命、更引起人们内心恐惧的了。在出版于1846年的《职业生涯札记和回忆》（*Notes and Recollections of a Professional Life*）中，弗格森曾这样描述一次霍乱流行的情景：

> 当有如雷暴雨那么大传染性的亚洲霍乱蔓延的时候，种种残酷的场面都出现了。怕从受染的国度传来疾病，失事的船员被阻挡在苏格兰的 K 海滩上，避居在艾尔郡公路旅馆里留宿分娩的女旅客也被从房内赶了出来……

弗格森的记述，真实地反映出了在霍乱这种令人恐惧的疾病面前，一个人为了保护自己，对他人有时会变得如此的冷漠无情。

霍乱是一种细菌引起的急性传染病，以剧烈腹泻伴严重的体液盐类迅速丢失为特征。霍乱患者往往突然发病，出现无痛性水泻，大便量每日可多达15~20升，并随之出现呕吐。于是病人迅速脱水，面颊深凹，皮肤冰冷而干瘪；同时血压下降，脉搏细弱，可有严重的肌肉痉挛。随着脱水程度的增加，病人渐渐会呈现木僵状态，乃至昏迷，最快会在1~2周内死亡，而且此病的病死率极高。

霍乱的滋生地是印度。作为传染病，由于交通限制，它的传播较慢；直到19世纪，经济贸易的发展打开了历史性的霍乱封锁线，从1816年起，霍乱跨出印度国门，以孟加拉国为起点流行开来。这是第一次世界性霍乱大流行的开始。随后就一个浪潮接一个浪潮，出现1829年到1853年的第二次世界性霍乱大流行，1852/1853年到1854年的第三次世界性霍乱大流行，1863年到1875年的第四次世界性霍乱大流行，1883年到1896年的第五次世界性霍乱大流行，1899年到1926年最后一次，也就是第六次世界性霍乱大流行。但是在这漫长的过程中，人们始终未能搞清此病传播和流行的原因。于是，各国政府和科学家都竭力想方设法，希望找出传播疾病的元凶。

1883年6月，第五次世界性霍乱大流行袭击埃及，埃及政府完全被吓坏了，立即向在微生物学和细菌学研究方面处于世界领先地位的法国和德国求救。医学人道主义是没有国界的，两国立即派出医疗组。德国的那一组是由著名的细菌学家、帝国卫生局的正式官员罗伯特·科赫（Robert Koch，1843—1910）领导的，成员有格奥尔格·加夫基（Georg Gaffky，1850—1918）和伯恩哈德·费舍尔（Bernhard Fisher）及一名技术人员。法国的路易·巴斯德此时正在为征服狂犬病而斗争，忙得无法脱身，就派了杰出的微生物学家埃德蒙·诺卡尔（Edmond Nocard，1850—1903）、艾米尔·鲁（Emile Roux，1853—1933）、路易·特威利尔（Louis Thuillier，1856—1883）和伊西多·施特劳斯

（Isidor Straus）去。

科赫的小组于 8 月 14 日到达亚历山大港，几小时之后就在希腊医院（Grecian Hospital）工作起来。医疗小组冒着被感染的危险，对12 名霍乱病人和 10 名死者进行了尸体解剖和细菌学研究，发现死者的肠黏膜上总是有一种特别的细菌，却又与腹泻病人的不同。在此前一年，科赫也曾从印度寄给他的部分霍乱死者的肠中观察到过大量的细菌，当时他认为肠内总是有很多细菌，没有特别重视。此刻，回忆起那次发现，他想，也许这正是自己所要找的、与霍乱有关的病菌，只是无法验证。因为不能拿人的生命来冒险做实验，而在动物身上做实验又都没有生效，况且不久后霍乱在埃及也慢慢平息下去了。于是，经柏林同意，科赫就带领小组于 11 月 13 日离开埃及，在 12 月 11 日转移到霍乱正在流行的加尔各答。

在加尔各答，除了继续进行尸体检查和进一步对动物做细菌学实验进行感染研究外，科赫还研究了土壤、用水、空气、流行区的环境和居民的特性等，最后在 1884 年 1 月 7 日宣称，杆菌的纯培养成功，尸解中的发现与在埃及时见到的一样；但在他检查过的数百名健康的印度人身上却总是找不到。于是科赫相信，这种杆菌是非霍乱病人体内所找不到的。2 月 2 日，科赫正式报告说，这种杆菌不像别的杆菌那么长直，它"有点儿弯曲，有如一个逗号"；其他的特性有能在潮湿污染的亚麻布上或湿润的土壤中繁殖，对干燥和弱酸溶液明显敏感。科赫还说道，一个人被霍乱菌感染之后，初期时，这种杆菌在排泄物中较少，而当粪便成为"淘米水样的"的时候，杆菌就几乎像是纯粹培养出来似的。等这些病人的病况得到恢复之后，杆菌又逐渐从排泄物中消失。科赫特别提到，这种杆菌仅见于霍乱患者，而其他症状相似的病人并没有；它不能使动物感染，甚至在全年流行霍乱的地区，都找不到受到感染的动物。

科赫小组成员在可怕的霍乱流行区无畏地工作，共研究了 40 名霍乱病人，并对 52 名患霍乱的死者进行了尸体解剖。到了 3 月，天气已经开始"热得难受","除了停止工作,别无选择"。当科赫返回祖国的时候,在柏林,受到民族英雄一般的接待,皇太子授予他二级加星皇冠勋章。他向同行做了学术报告,结论是:"霍乱的发生绝不是没有起因的,没有一个健康的人会染上霍乱,除非他吞下了霍乱弧菌,而这种细菌只能由同类产生,不能由别种东西产生,或者无中生有;它只能在人的肠道或者在印度那种十分污浊的水里繁殖。"

科赫相信自己发现的"逗号"杆菌即霍乱弧菌是霍乱的致病菌。这些后来被事实所证明。但在当时,远不是所有的人都这样认为。

一直以来,人们都相信,整批整批的人遭到霍乱的袭击,是由于大气、气候、地面状况和不利健康的废物这四种因素同时起作用造成的。"第三届国际卫生会议"1873年在君士坦丁堡召开时通过一个决议,说空气是霍乱"产生因素"的主要媒介。1874年,更有21个国家的政府一致表决,认为"四周的空气是产生霍乱的主要媒介"。这些固有的见解影响人们接受科赫的发现。即使是在科赫的祖国,也有科学家指认科赫的结论是异端;至于在法国,医学界人士几乎全都对科赫的研究持否定态度,声称"这位伟大的微生物猎人走的是一条完全虚伪的道路";英国的态度更为强烈、更为坚决。1884年6月,英国特地组织了一个小组,前往加尔各答检验科赫的"发现";回来后提出的报告直截了当地否定了科赫的论断,排除了饮水对霍乱传染的积极作用。为了表示对这个报告的尊重,印度国务大臣任命了一个由13位著名内科医生组成的委员会,其中8位医生提出一份备忘录,支持英国小组的结论,总的看法如约翰·伯登-桑德森(John Berdon-Sanderson)委员在一次公开演讲中说到的,认为科赫的研究是"一场不幸的大失败"。这股反对科赫的势力甚至强大到在1885年5月于罗马召开28个国家代表参加的第六届国际卫生会议上,英国代表团成功地阻止了会议对"霍乱病因学的理论性的讨论",尽管科赫本人作为德国的代表也在会上。

反对科赫霍乱病原学的观点的人,大多都是受了德国卫生学家佩滕科弗的影响。

马克斯·冯·佩滕科弗（Max von Pettenkofer，1818—1901）出身于巴伐利亚一个农民家庭，最初是一位化学教授。一次，他因奉命查明城堡里的空气为何干燥，致使国王感到喉头发痒，于是从住所的卫生条件开始，研究起卫生学，研究了空气、穿着、通风、热度、照明、土壤、供水、食物、排泄物和所有跟人的生活环境有关的因素，甚至尸体的处理。他这方面的 28 篇学术论文，使他在当时被公认为现代卫生学奠定了基础。

防止居民得病是卫生学家的任务之一，研究传染性疾病自然也是佩滕科弗的分内之事。不过在所有的传染病中，最让佩滕科弗感兴趣的是霍乱。这不只是因为他生活的那个时期，德国经常暴发霍乱，还因为他与霍乱似乎还有一点儿私怨：佩滕科弗不但自己患过霍乱，在 1836 年到 1837 年的霍乱大流行期间，他的女厨师得病死于医院，他的一个女儿安娜也病了，好容易才医治好转过来。"这些体验在我的心中留下不可磨灭的痕迹，并驱使我去研究霍乱传播的途径。"他后来这样告白说。但是佩滕科弗研究得出的结论并不正确。尽管他曾做过德国的霍乱委员会主席，他在 1869 年发表的论文《土壤和地下水与霍乱、伤寒的关系》（Boden und Grundwasser in ihren Beziehungen zu Cholera und Typhus）中却错误地把霍乱的流行归因于必须同时具备四项因素：特定的病原菌、适应的地理条件、相当的气候状况和个人的易感性。特别是他的奇怪的"地下水"理论，说光有一种霍乱菌 X 是不可能引发霍乱的，只有在地点和季节相适应的条件下，土壤地下水中有一种作用物 Y，在 Y 与 X 结合成为 Z 后，这 Z 才成为"真正的霍乱毒素"。为了证明自己这个结论的正确，同时自然也要否定那个被他嘲笑为"热情猎取逗号"的科赫的理论，佩滕科弗勇敢地在自己身上做了一次危及生命的实验。

那是 1892 年的 10 月，在德国的汉堡，出现很多霍乱病人。居民们都被震慑住了。但是在另一个城市慕尼黑，虽然正值一次民族的节日，从外地来的人很多，却并不见霍乱流行。两地情况的对比使佩滕科弗更坚定了自己的见解，相信决定霍乱是否流行的不是微生物，而是季节和土壤的特性等因素。为此，佩滕科弗向柏林科赫那里订来霍乱杆菌的培养物，这种培养物尽管已经被稀释了上千倍，在每立方厘米中仍然有无数的"霍乱逗号"。

10月7日早上，佩滕科弗带着一支试管走上讲台，对坐在下面等待听他讲课的学生们说了一大段话：

> 想必你们都已知道科赫博士的"发现"了，大概还了解他新近研究霍乱的全部情况。科赫博士断言霍乱是从刚果三角洲那边传来的，照他看来，那里是这一疾病的摇篮，并说它是微生物传播的。真是有趣！按照科赫博士的说法，好像譬如说汉堡这个地方的霍乱就是由那里传过来的。谁都知道，汉堡城与刚果河不仅位于两个国家，而且分别在两个洲呢。他还说这种微生物是栖居在人的体内，后来从霍乱病人身上掉落到饮用水里，于是传到了别的人的身上。这么说来，好像加尔各答某地有一个人患上霍乱，后来，这人把河水污染了，而另一个完全健康的人正好喝了这水，于是感染上了此病。后来，这患上病的第二个人仍然通过用水又感染了另一个人，如此一直这样一个个感染下去，使疾病从一个国家来到另一个国家，从一个大陆来到另一个大陆……这样的理论不是太荒谬了吗？我个人感到惊奇，如此一个严肃的人——科赫博士无疑就是这么一个人，却捏造出这类荒诞不经的理论，还把它混充为经过严格检验的科学事实。实际上，这些都算什么科学事实呢？你们都是明白的，因为你们都熟知我的理论。我注意到的是，在某些有地下水的地方，土壤里会产生出霍乱毒素，跟糖溶液中的酵母产生酒精一个样。是从土里蒸发出来的这种毒素，被许多人呼吸了进去，才致发病，发病的性质就是这么回事。因此霍乱从来不是传染一两个人，而总是同住一个地方的数十数百个人。并不存在也不可能有人

与人直接传播疾病的事。至于科赫博士的假设，我认为是没有得到证实而且也是可能性很小的，所以现在我准备在你们，我亲爱的听讲者们的面前，用最可信的办法来驳倒他这理论……

说到这里，佩滕科弗把试管举到头上，宣布说："那里面有数百万的科赫'逗号'，此刻我就要一个不留地把它全部喝下去，却相信不会使我发呕和致病。"

讲堂里立刻出现极大的骚动。大学生们从座位上跳了起来，跨过凳子，冲到教授跟前。无数人的双手伸向那装满致命的霍乱菌的试管，无数人歇斯底里地呼叫，要阻止他做这样一次危险的实验，因为"我们不允许！""我们不愿亲眼看着你死去！"

佩滕科弗惊呆了，他既生气又觉得可笑：学生们对他的关怀使他感到欣慰，可他坚信，他们所担忧的危险性实际上是根本不存在的，这些年轻的大学生却完全不知晓。于是马克斯·冯·佩滕科弗用有如雷鸣般的，完全不像老年人的声音盖过了大厅惊慌的喧闹：

> 大家坐到位置上去！都不许动！在科学实验面前，怎么一个个都像歇斯底里的小姐！我不准有谁妨碍我做我想要做的事！……

随着这一阵咒骂，学生们被惊骇得垂头丧气，都不敢动一动。人群慢慢后退，从教授周围散开，但仍下不了决心离开讲台。这时，佩滕科弗说得比较温和平静了：

> 我亲爱的同学们！你们担心我的健康和生命，我当然很感动。不过我向你们担保，我绝对不会有什么危险。我应该完成这一实验，为的是使你们，使整个学术界，也使罗伯特·科赫本人相信他的假设是错误的。我应该当着证人的面做这实验，而你们就应该同意做这证人，为了我，也为了科学！

老教授说完这一大段激动人心的话后，趁学生们正处于混乱之时，还无法决定到底对他怎么办的一刹那，就将头向后一仰，一口气把整个试管里的霍乱培养物全都喝了下去。天知道他到底喝下了多少有害的霍乱弧菌；而他竟然真的没有作呕，甚至仍然神态自然地站在讲台上，表现出对自己的行为和健康的欣赏。

佩滕科弗后来说："在 1 毫升的液体中，我显然喝下了 10 亿个这种叫人害怕的霍乱微生物，无论如何，比被污染后没有洗干净的手接触嘴唇时留下的要多得多。"为了使实验确能证明仅仅霍乱菌一个条件不能致病，佩滕科弗事先没有做过任何预防措施，相反，他还曾将 1 克苏打冲入 100 毫升的水中，掺到霍乱弧菌的溶液里，以防止溶液被喝到胃里之后胃酸对细菌的抑制作用；而且在实验之后他没有服药。

奇怪的是，佩滕科弗确实并没有因此而患上霍乱死亡。他只是在实验以后的第三天患了肠炎。但他的自我感觉是正常的，也不见食欲减退。随后只感到肠道有点不平静。到了 10 月 13 日，情况才稍稍差些。这时他改变了一下食谱，只吃些有益的食物。但第二天，肠道又正常了。在此期间，他始终没有服药。当然，经检查，他的粪便里有大量的霍乱弧菌，多水的排泄物有如霍乱弧菌的纯培养液。在 10 月 14 日检查时，发现排泄物中的微生物已经很少，两天后，便已完全消失，表明他已经不再是带菌者了。

为了表示对老师的支持，几天后，也就是在 10 月 17 日，佩滕科弗原来的助手、已成为教授的鲁道夫·埃默利希（Rudolf Emmerich，1856—1914）也喝下了 10 毫升霍乱培养物。当然，所含的霍乱弧菌数量要比佩滕科弗喝的少得多。但结果他也患了肠炎，而且比佩滕科弗要严重得多。于是他急忙去求医，直到 24 日饮食才转为正常，可是到了 28 日，排泄物中仍然找到不少的霍乱菌。尽管如此，两人毕竟没有患上霍乱。

佩滕科弗深信，他和埃默利希两人的实验都证实了他的理论。于是他立即在不久以后于柏林召开的第二次霍乱会议上扬扬自得地宣布说："看，先生们，我还活着，并且还很健康，我用最直观的方法证明了，微生物对霍乱疾患不起任何作用。""一切都在于机体的素质，在于人对从土壤里呼吸进去的毒素的反应如何。"

其实，佩滕科弗的理论自然是不正确的。

医学史上大量的事实都证明了这一点。曾有医学史家做过研究和统计，说："从当时和后来的学者们所进行的许多自体实验看——这种用霍乱培养物做实验，最著名的有 40 人之多，一般可以确定，没有一个不是以死亡而告终的。"而佩滕科弗之所以没有患上严重的霍乱，那是因为在他向科赫索取霍乱培养物时，科赫猜想到他要这培养物做什么，为防止这位固执的老人在实验中可能发生的悲剧，科赫有意把经过多次稀释、毒性已经衰弱到了极点的霍乱培养物给了他，这样才没有使佩滕科弗死于这次实验。但实验还是毁坏了这位科学勇士的机体，大大影响了他的健康。由于在实验中受到霍乱菌的毒素的侵入，佩滕科弗的抵抗力大大降低了，致使他百病丛生：他患了慢性脑膜炎、严重的动脉粥样硬化、颈部化脓性炎症等等。老科学家的晚年是十分悲惨的。他的健康严重恶化，他的妻子、两个儿子和一个女儿又先后相继去世。在严重的疾病和极度的孤独中，这位 83 岁的老人深深感到"终生丧失健康是一种痛苦，一种折磨"，并觉得在此种情况下，自己对科学已经再也无所作为，于是便于 1901 年一个周六的晚上，用一支左轮手枪穿了自己的头颅。

佩滕科弗这样用最可悲的方式来维护自己有关霍乱的理论，最后失败，当然是一个悲剧。但是他为了科学的精神，他的一颗真诚的心，却永世长存，永远值得赞美！

为研究霍乱而进行自体实验的学者中，还有一位也是不能不说的，他就是俄国的伊拉·梅契尼科夫（Илья Ильич Мечников，1845—1916）。

1884 年，霍乱重又在欧洲肆虐，俄国和其他国家的科学家都忙起来了。梅契尼科夫先是于 1886 年将科赫和佩滕科弗有关霍乱的发生和防治措施的论文译成俄文编了一本文集出版。随后，19 世纪 90 年代初，在巴黎的巴斯德研究所期间，他自己也投入这方面的研究中。

梅契尼科夫先是在鸟类、豚鼠、家兔、鸽子、鸡等动物身上进行实验，然后做自体实验。在他的一本《霍乱笔记》(Холерная Тетрадь)中详细地记载了他这些实验的情况。

> (1893 年)3 月 31 日。今天早上，发现(实验)豚鼠死了。……在它的渗出液中有大量白细胞和许多游离的 V.Deneke 细菌培养物。经检查，一部分昨天所植的琼脂培养物是纯粹的，用它制成 4 毫升肉汤悬液。早上 7 时 45 分，在服了一克碳酸钠的溶液之后，我喝下 1 毫升混有这种肉汤的悬液。我的肠道作用十分正常——有点便秘倾向。今天早晨 7 时 40 分，温度 36.2℃。脉搏每分钟 70 次。8 时 15 分，普通早餐，上午 9 时，正常粪便。
>
> 4 月 20 日，一直健康。V.Deneke 对我没有显示出任何的影响。

同年 5 月 7 日，梅契尼科夫又用分离出的霍乱弧菌 Flinker 进行实验，目的是了解它对人产生什么作用。他记载说：

> 晨 9 时（茶后半小时），在喝过 40 毫升溶有 1 克碳酸氢钠的蒸馏水之后，注射琼脂培养液 Flinker，此物得自昨日死去的豚鼠血液 36℃下培养出的，豚鼠接受 Flinker 6 小时后死亡。
>
> 5 月 9 日，至今未发现任何反应。因此我做了一次新实验：喝下弱性弧菌培养物 Hamburg。

这是梅契尼科夫对自己和他在巴斯德研究所的同事拉塔皮(Latapie)做的实验。他这样叙述这次意在查明可否通过胃对人接种的实验：

5月9日9时30分，拉塔皮（重124丰特）和我（重156丰特）每人喝下溶有1克碳酸氢钠的蒸馏水40毫升，并各注射一半植于4月20日的琼脂培养物Hamburg。（显微镜的切片上大部分弧菌呈圆球形，只有少数弧菌呈丝状）。这培养物原是5月7日再植的，其中一半昨日注射于豚鼠。……拉塔皮二十六岁，常有胃不适。我的胃活动正常。实验前，拉塔皮体温36.2℃，我36.6℃。整整一个星期中，不论是拉塔皮还是我，都十分健康。5月10日和11日，拉塔皮上腹部疼痛，恶心；腹泻，不伴其他症状。5月10日早上，拉塔皮在7时30分用过早餐、我在7时吃了一只鸡蛋和一杯茶后，9时，拉塔皮和我各喝下内溶1克碳酸氢钠的蒸馏水40毫升，同时喝下少量内有混悬二分之一琼脂培养物Hamburg的肉汤。

　　5月17日，夜里和白天一整天，拉塔皮和我都过得很好。我跟平常一样，早上大便正常。拉塔皮却破例没有如厕。两人食欲都好。我们没有任何固定的食谱。

除此之外，有关梅契尼科夫的这次实验，未见有更多的记载。

"我们的同事死于……"

——黄热病的实验

从16世纪暴发历史上第一次有记录的黄热病起，之后的300年中，被认为发源于西非的这种传染病一直是世界上最大的瘟疫之一。美国学者皮特·布鲁克史密斯在他的《未来的灾难——瘟疫复活与人类生存之战》中写道："历史上三种最危险的传染病是腺鼠疫、霍乱和黄热病，后一种对殖民主义者尤其不友好。西非之所以被称为'白人的坟墓'，很大程度上要归之于这种黄热病……"（马永波译）

这是一种热带及亚热带的急性传染病，疾病的进程很快，被感染后可有几天的潜伏期，然后症状就很急促了：头痛、背痛、浑身虚弱，体温迅速上升，还有寒战、恶心和呕吐。在持续两三天后，或开始恢复，或病情加重，这时会出现高热，脉搏迟缓，并吐黑血，可在症状出现后六七日即死亡。由于病毒破坏肝细胞，致使胆色素沉积，出现黄疸，造成皮肤和眼部变黄，因而称之为"黄热病"。

随着与加勒比海各岛屿和非洲海岸贸易的迅速扩大，黄热病随来往的船只和商人在北美各港口更加频繁出现。据统计，在18世纪，美国有 35 座城市遭受黄热病的袭击；整个 19 世纪，黄热病已经成为美国的常见病，差不多每年都会暴发，尤其是美国南部的城市，流行的次数特别多。这就不难理解，美国政府如何不得不重视对黄热病的研究了。当然，最关键的是，无论对实验动物曾经做过多少研究，最后总得落实到对人的研究和试验上。

科学不等于期望，科学是求实的，必须一步步地做。应该承认，甚至到了 20 世纪，都还不了解黄热病是否具有传染性。于是第一步就得设法弄清这一点。

美国马里兰州巴尔的摩城的医生内森·波特（Nathan Potter，1770?—1843）猜测黄热病是具有传染性的，为了证明这一猜测，他做了一次颇有勇气的自体实验。

那是 1797 年 9 月 20 日，波特医生将几个在高热垂危中大汗淋漓的黄热病病人身上的汗水收集起来，浸透一条毛巾，然后将这毛巾缠在自己的头上，整整睡了一夜。像当时许多人普遍想的一样，波特医生也认为，病人身上散发出来的气是会传染的，所以他才这样做。但是波特没有被传染。波特又在自己身上切开一道口，把黄热病人的汗水注进去，以为这么一来，就可以像接种天花疫苗一样致病。结果仍然没有得病。波特第三次还将黄热病病人的脓汁植入创口，也没有被传染。今天已经知道，黄热病是通过蚊子叮咬人传播的，波特的这一实验自然不可能成功。

为探究黄热病的传染性，几年后，在法国的海外省东印度群岛的马提尼克岛（Martinique）行医的法国外科医生吉永（J. L. Guillon）做了一次类似于卢卡的优西比奥·瓦里医生验证鼠疫的实验。

从保存下来的实验记录看，吉永医生的第一次实验开始于 1822 年 6 月 22 日。当时，他当着其他医生和药剂师们的面，脱下患黄热病军人的被汗液浸透的内衣，立即穿到自己的身上。随后还让一位外科医生在他的手上切开一个小小的口，为的是让内衣上的毒进入他的机体，使他受到传染。过了 20 天，发现没有受到传染，之后吉永又进行了一次实验：喝下黄热病病人呕吐出来的液体。他心想这样一来，总可以受到传染了吧。但是也没有，实验没有达到预期的结果。几天后，吉永医生又做了第三次、第四次实验，都没有患病。这样一来，黄热病的性质就难以确定了。

当时也做过另一种实验。

随着经验的积累，渐渐地，医生们不但相信黄热病是一种传染性疾病，它对人的生命有极大的危害，甚至还了解到一种现象，就是黄热病总是常见于炎热的低地平原地区，如中美洲、北美洲的南部和西非的海岸线一带，极少见到位于高山的城市有这种疾病蔓延；还有，此病多发于多雨的沼泽泥泞地区，而一旦寒冷季节到来，传染性也就随之消失。

根据这些情况，1900 年前后，曾有科学家怀疑，引发黄热病的是土壤中的蒸汽，一种不知名的瘴气或者什么有毒物质。典型的看法是热量作用于动植物的尸体，会产生腐败的气体；腐烂的东西也会散发出危险而有害的气体，就是这些有害的气体导致黄热病的流行。现在知道，当然不是这样的关系。直到 19 世纪末，有赖于一个伟大的"四人委员会"的工作，才弄清此病的发生机理。当然，这四人的研究也是基于前人的成果，特别是受到芬莱的启发。

卡洛斯·芬莱（Carlos Finlay, 1833—1915）生于古巴的普林西佩港（Puerto Principe），是法国和苏格兰人的后裔，在哈瓦那和巴黎受完教育后，回哈瓦那开业行医。在此期间，他对那里流行的黄热病十分关心，并开始研究。

在长期的观察中，芬莱怀疑黄热病是由蚊子叮咬而传播的。1879年受古巴政府委托对此病做进一步的研究之后，他更坚定自己的看法。两年后，即 1881 年，芬莱作为古巴的代表出席在华盛顿召开的第五届国际卫生会议时，竭力鼓吹蚊子是黄热病的传播媒介，还特别提到一种学名叫"条纹库蚊"、如今被称为伊蚊的蚊子在传播黄热病中的作用；他有关这方面的论文于五年后在《美国医学会杂志》上发表。只是像前人一样，芬莱也只是猜测，而缺乏实验证据。他继续积极地从事这一研究，甚至提出一个有如卫生改革、对控制蚊子特别有效的计划，这计划类似于后来主管哈瓦那卫生设施的威廉·戈尔加斯的成功做法。但芬莱的论文在当时没有引起注意，直到1900年美国的沃尔特·里德寻求黄热病的原因时想到：不妨试一下芬莱所说的蚊子。

沃尔特·里德（Walter Reed，1851—1902）16岁就想进弗吉尼亚大学医学系，因为年轻不被接受，他大胆地问："如果我考试全部及格，总得承认我吧？"系主任回答说："那当然。"结果，他在1869年17岁时就获得了弗吉尼亚大学医学博士学位，随后又进纽约大学的贝尔维尤医学院（New York University's Bellevue Hospital Medical College），于1870年第二次获医学博士学位。从学校出来后，他先是进纽约城医院（New York City hospital），后转入纽约保健委员会（New York Board of Health）服务，直至1875年，加入美国陆军医务队（U.S. Army Medical Corps）。

1899年，里德第一次去古巴研究美军营房中濒发的疾病。当时正是美国和西班牙战争期间，黄热病流行使病逝的士兵比死于敌人枪弹之下的还多。于是，上将外科医师乔治·斯滕伯格（George Miller Sternberg，1838—1915）就指派里德任陆军委员会主任，去古巴调查包括黄热病在内的热带病，随后并专门负责美国在古巴的黄热病委员会（US Army Yellow Fever Commission in Cuba），研究此病发生的原因和防治措施。与里德一起接受这一任务的有毕业于马里兰大学、在著名的约翰·霍普金斯医院从事病理学和细菌学研究的詹姆斯·卡罗尔（James Carroll，1854—1907），在古巴出生的美国医生、热带病病理学和细菌学专家阿里斯特德斯·阿格拉蒙特（Aristedes Agramonte，1868—1931）和约翰·霍普金斯医院的医师、细菌学家杰西·拉齐尔（Jesse Lazear，1866—1900）。

"四人委员会"在古巴西部比那尔德里奥（Pinar del Rio）的一家

军医院开始这一工作。医院里有很多黄热病病人，在确诊的 35 例病人中，11 人病逝；另外，医院的医生、护士以及为病人和病逝者洗过衣服的男人，毫无例外地都患黄热病。因此，根本不存在黄热病不是传染性疾病的想法。那么它是怎么传染的呢？

三年前，即 1897 年，在远离乌拉圭首都蒙得维的亚的弗洛德斯（Flodes）岛上工作的意大利细菌学家朱塞佩·萨纳雷利（Giuseppi Sanarelli，1864—1940）宣称，一种他称为黄疸杆菌（Bacillus icteroides）的细菌可能是黄热病的病原。于是，里德他们的第一步工作就是验证萨纳雷利的这一说法是否正确。可是，一次又一次，委员会成员在许多患严重黄热病以及死于此病的人的血液中，怎么也找不到所谓传播黄热病的这种杆菌，而黄热病却一直在蔓延。6 月，该城的一所监狱里还发生过一件怪事：6 日这天，一个关有 8 名囚犯的牢房里又关进 1 名囚犯。几天后，也就是 6 月 12 日，这名囚犯就因患黄热病死了。但同一个牢房的其他犯人却都没有发病，这样看来，他明显不可能是在牢房里被传染的，不然，另外的囚犯也都会生病甚至死亡。

于是，他们去请教芬莱。芬莱交给小组中的昆虫学家拉齐尔一个小袋子，袋子里装了些蚊子卵。他说这是传播黄热病的蚊子。发生在牢房里的怪事也让人怀疑可能是蚊子或别一种从窗外飞进来的昆虫，叮咬了该囚犯，而没有叮咬其他的囚犯，因此只使这个可怜的人染上黄热病，经过几天潜伏期后发病死亡。

在听了芬莱的说明之后，他们觉得芬莱说的似乎有可信之处，只是还不够透彻。"到了这一阶段，"里德后来在《黄热病的传播——基于近期研究者的观察报告》（*The Propagation of Yellow Fever—Observations Based on Recent Researchers*）一文中回忆说，他深深感到，在此种情况下，"是必须从根本上改变我们的工作计划的时候了。"具体地，他说，"我个人觉得，唯有对自愿的人进行实验，才会获得更为有效的结果"。实际做法就是进行人体实验：设法让明显是健康的、没有带菌的蚊子去吸黄热病病人的血，再去吸健康人的血，来检验蚊子是否会传播黄热病。

不用说，这样的实验是非常危险的，因为黄热病的死亡率非常高。大概没有人认为让吸过黄热病病人血液的蚊子叮咬，自己不会染上黄热病。因此，"四人委员会"的人员就决心自己来做这一实验。

拉齐尔早就有心要研究黄热病。他曾多次将死于黄热病的人的遗体制成标本，希望从中了解黄热病的病理情况，但是未能如愿。如今，他认为有条件很好地解决这个问题了。于是，他设法让一只吸过黄热病病人血液的蚊子去叮咬他，但似乎毫无结果。这使他感到奇怪，原因是那时的医学家们还不知道，病毒在吸过黄热病病人血的蚊子体内繁殖，需要几天潜伏期。几天后，拉齐尔又重新进行实验：对志愿者，也对他自己。

1900 年 8 月 11 日至 25 日，"四人委员会"9 次设法让吸过严重黄热病病人血液的蚊子停到志愿者的臂上吸血，进行极秘密的实验。但都没有成功。

9 月 13 日，拉齐尔在哈瓦那"拉斯阿尼马斯医院"（Hospital Las Animas）工作时，发现有一只蚊子偶然停在他的手背上，他故意不去赶走它。他不知道，这是芬莱所说的那种有极大危险性的蚊子，还是别的蚊子。他悄悄地不去惊动它，让它吸他的血，然后等待着，看自己的身体会发生什么变化。他没有告诉他的同事们他在做实验，但是他记录下了自己的实验情况。

6 天后，即 9 月 19 日，拉齐尔觉得自己生病了，住进了医院。傍晚，他感到冷，两小时后一次次地打寒战。医生检查了他的血液，希望能找到疟疾的致病菌疟原虫，因为比起黄热病，疟疾还有奎宁这种特效药可以治疗。可惜没有找到。再次检验寻找，还是没有找到，而体温很快就上升到102.4 ℉，脉搏一分钟高达120次。无疑这就是黄热病了。于是将他转到传染病隔离医院。

拉齐尔非常清楚自己病情的严重性。他将自己所有写下的对黄热病的观察和思考材料交给卡罗尔，作为最后的遗言交代。拉齐尔的病情急速陷入危急。有关他的病况，卡罗尔后来写了一份报告，报告的最后是这样说的："我永远不会忘记在我第三天或是第四天最后一次看到他的时候他那忧心的眼神。膈膜的痉挛抽缩表明随之会是吐血，这种症状病人自己非常清楚……"病史最后写的是："我们这位同事死于 9 月 25 日晚，对他的死，我们深感悲痛。"报告还用这样的话来纪念他："为了南方各国千千万万对疾病无可奈何的人，他心甘情愿地献出了他的前程远大的一生。"

拉齐尔死时非常年轻，还不到 34 岁，留下两个孩子，小的那个他还从未见到过。研究黄热病"四人委员会"的领导人里德写道："他是一位非常优秀的无畏的人，痛心他的逝去，我没有更多话可说。但他也不是白白地死的，他的名字会与那些为人类造福的人一起，永垂史册。"

为了纪念拉齐尔，美国政府以他的名字为巴尔的摩海军炮兵连命名，里德在那里建起了一所防治黄热病的医院，称为"拉齐尔营"（Camp Lazear）。

在拉齐尔进行实验患病的时候，卡罗尔也做过一次自体实验。他让叮咬过拉齐尔的蚊子，在吸饱了黄热病病人的血之后，再来叮他。

卡罗尔无疑是一个富有浪漫气质的人。他是英国人，比里德小 3 岁。25 岁那年去往加拿大，在一处偏远的大森林里做一个樵夫。随后参加北美军队，当然是一名普通士兵。在他所在的部队里有一位军医姓皮尔彻（Pilcher），他看出卡罗尔是一个很有个性的人。他设法让卡罗尔学习医学知识，使卡罗尔能在 1886 年接受正规的医学训练，并最终成为一名医生。后来，卡罗尔又进了军医学院，里德是他的领导人。是里德，让他进了那个"四人委员会"，去了古巴，从此改变他的整个一生。

卡罗尔是在 8 月 27 日做他的自体实验的。那天，拉齐尔挑选了一只他认为最有危险性的蚊子去叮咬卡罗尔；四天后，又让一位叫威廉·杰安（William J. Gean）的志愿者接受这样的实验。很快，卡罗尔就开始打寒战。拉齐尔让他住进黄热病病人的病房。卡罗尔病得很重：脸色暗红、眼睛充血，甚至心脏都差点停止了跳动。但是诊断却怀疑他确是患了黄热病。有几天卡罗尔都处在死亡的边缘，后来病情有了改善，体温也降下来了。虽然如此，但不能据卡罗尔的染病情况就确定"是这里的蚊子叮咬发病的"，因为他在此之前曾经离开过哈瓦那这个受染地；杰安也离开过，所以这两个实验都无效。

卡罗尔给他的领导人里德保存下了他在这实验中记下的笔记。在被有疑问的蚊子叮咬之后的头几天，卡罗尔还保持他那喜欢开玩笑的一贯风格。他说："如果蚊子理论是可信的，那我一定从它那里获得大量黄色的热量。"恢复健康之后，他写道：

> 根据我个人的实验，我热情推荐在患病的最初阶段里可以应用芥末泡足，因为这是斯滕伯格（Sternberg）和其他几乎所有的黄热病研究者都认为是有益的。我在得病的头三天里都用了，我永远忘不了它所起的作用。泡足半小时之后，躺在沉重的灰色的毯子下面，我感到心脏突然激烈疼痛和痉挛。有这样的感觉，好像心脏在生长和扩大起来；转眼间又完全变得虚弱无力了。幸好，这一情况持续不久。这是我第一次感到我的生命处于危险之中。

卡罗尔康复后，看到非常熟悉黄热病的护士为他写的记录，上面有这样的一句话："病人坚信他是被蚊子叮了才生病的。他分明是胡说。"护士说得很对，卡罗尔真的是胡说。但后来他仍然常常提起这次实验，跟每个人说，是他，第一次以实验的方式证明，蚊子会起传播黄热病的媒介作用。

8月31日卡罗尔病倒的那天，拉齐尔曾对士兵志愿者做过一次实验。也让吸饱病人血液的蚊子来叮咬这个人。这个人病了，但病得很轻，比卡罗尔也恢复得快。

以后还对几位志愿者做过实验，他们都是招募来的在古巴的士兵，二等兵约翰·基辛格（John R. Kissinger）和文职办事员约翰·莫兰（John J. Moran），两人是理想主义者，他们都拒绝作为志愿者应得的经济报酬，声称自愿冒险接受实验，完全是为了科学和人类。12 月 5 日，让五只吸过黄热病病人血液的蚊子去吸基辛格的血，结果，五天后他就病了，是典型的黄热病，但是几天后就好了。后来，又以每人 200 美元的报酬招来五名西班牙来古巴的穷苦移民做同样的实验，其中四人得了典型的黄热病，一人死于此病。

后来还对志愿者进行了对照实验，证明了蚊子确是传播黄热病的媒介，于是只要能够做到有效地消灭蚊子，也就能够防止黄热病了。1927 年，科学家又查明了黄热病病毒的携带者是卷尾猴和猕猴。这样，就可以不再使用人体来做实验寻找疫苗了。1937 年一位在哈佛工作的南美微生物学家用对人类只会产生温和症状的黄热病病毒的一个变体，制成可以预防黄热病的疫苗，使人获得对此病的免疫力。

将病人的脓汁植入自己的体内

—— 麻风病的实验

历史上，除了黑死病（即鼠疫）等大规模流行的疾病外，麻风病可能是最令人害怕的疾病了。《圣经》上说麻风病病人是因为"有罪孽"，引起上帝的愤怒，才遭到如此的惩罚；说他们是上帝选中并遗弃之人。而麻风病的特征包括：皮肤及浅表神经损伤，还会累及眼睛、鼻子、睾丸和咽黏膜；又由于病原菌会破坏周围神经，导致存活组织变形和脱落，形成瘢痕和结痂。于是，人们看到的麻风病病人大都毁容、皮肤腐烂，引起"狮脸""熊爪"现象。加上因感觉丧失，目光迟滞，生活不能自理，全身肮脏，衣冠杂乱甚至破损，所以看起来真的像是典型的"不可接触的贱民"。"麻风"一词的拉丁文"leprosus"意思便是肮脏、邋遢、玷污。

正是这些原因，使麻风病病人历来就最遭人歧视。中世纪的做法往往是将麻风病病人招来，让他站在开启的坟墓里，为他举行临终祈祷和葬礼仪式，再由祭司宣读禁令，最后祭司用铁锹从地上铲起泥土，从他头上撒下，象征他"对社会来说已经死亡"，因而予以"埋葬"。

禁令包括不得进教堂、集市、饭店、他人之家和其他聚会之所,甚至包括结婚生子等合法权利也都被剥夺了,还规定他们不论走到哪儿,都必须穿上特制的麻风病病人服装,以便别人认出,可以远离他们而去。于是,麻风病病人便一次次地被驱逐,长期漂泊荒野,过着非人的生活。

不过这一切都出自宗教权威人士的意志,而非科学家。科学家、医学家不相信"天谴论",而认为麻风病病人也和其他病人一样,是可怜的、值得同情的病人。医生的天职是救助病人,帮助患有任何疾病的病人,如《希波克拉底誓词》中说的,"无论患者是自由人还是奴隶",都要"尽我所能诊治以济世"。他们一心要查明麻风病的起因,从而达到救治患者的目的。

卑尔根是挪威西海岸的港口城市,12、13世纪曾是该国的首都。但这个以渔业、造船业为主的地方,地势低洼潮湿,海岸肮脏杂乱,利于病菌繁殖。于是,据说当维京人将麻风病传到这里之后,此病一直都未能绝迹,直到19世纪,都是这里的常见病。这是麻风病病人最集中的地方,但也促使卑尔根的医生在世界上最早从事麻风病的研究。

先是丹尼尔·科尔内留斯·丹尼尔森(Daniel Cornelius Danielssen,1815—1894)。

丹尼尔森生于卑尔根,是一个没有受过完全教育的医生。最初,他主要是自学;后来在外地任军医,1839年秋,他回到卑尔根,进入14世纪创办的圣乔治麻风病院。当时,全卑尔根只有三家麻风病院。丹尼尔森来到之后,为研究麻风病创造了良好的条件,包括对死于麻风病的病人进行解剖和组织学检查。为了获得广泛医学知识,丹尼尔森曾在1844年去往维也纳、柏林和巴黎等地参观学习。

那个时候,医生们一般都认为麻风病是一种遗传性疾病。丹尼尔森也不例外。但是他是一家麻风病院的医生,为了医治病人,他需要对疾病的本质有深切的研究和了解。研究中,尸解检查毫无收获,在动物身上所做的实验也没有结果，实验动物没有患上麻风病。丹尼尔森想，不错，动物毕竟与人不同，有些人类的疾病，对动物就毫无影响。于是，他决定在自己身上进行实验。1844年，丹尼尔森先是取少许麻风病病人的脓汁，像种痘那样，接种到他自己的臂上。同年，他又用麻风病病人的血液来给自己接种。但是两次实验都没有效果，他一次都没有发病的迹象。后来，医院的两位同事建议在他们身上进行实验。出于人道，丹尼尔森开始没有同意，经他们坚决请求，最终他被说服了。实验后，这两人也仍然十分健康。一段时间后，丹尼尔森又进行了一次实验，将麻风病病人的一个结节嵌到自己的皮肤下面。结果，嵌进去的这个结节掉落了，丹尼尔森却没有一丝麻风病的形迹。他又重复进行几次实验，还有麻风病院的其他工作人员，包括一位助理医生都做过这一实验，也是全都健康如初。这就让丹尼尔森更加坚信麻风病是遗传性疾病，并于1847年与人合作出版了一部专著《论麻风病》。此书论述了麻风病的症状和发病过程的基本知识，但没有对病因做任何解释，依然保留前人所普遍认为的，麻风病是遗传性疾病，它不会传染。

医学史家认为，丹尼尔森的实验不成功，无疑是因为接种技术不完善造成的。后来，汉森具体指出，他们实验不成功的原因是仅仅将组织接种到皮肤底下的表层，嵌得不够深。

格哈德·亨里克·阿毛尔·汉森（Gerhard Henrik Armauer Hansen，1841—1912）也生于卑尔根，1866年在皇家弗雷德里克大学（Royal Frederidc University，即今日的奥斯陆大学）取得学位，先是在克里斯蒂安尼亚（奥斯陆）的医院实习，随后在挪威北部的罗弗敦群岛做医生；1866年回到卑尔根，和已经成名的丹尼尔森一起研究麻风病。

汉森注意到，此病常常累及一个家庭中的多个成员，似乎是遗传性疾病的证明，但他又发现，当几乎全家都患此病的人分居或家庭分裂，一些人员就不再患病了。这让他觉得，麻风病不可能是遗传性疾病。那么这是怎么回事呢？莫非是另一种理论认为的，是地面的瘴气造成的？他相信，麻风病之所以会流行，一定是因为它是一种有特殊原因的特殊的疾病。为了证明自己的这一设想，他去了医学比较发达的德国波恩和奥地利维也纳。在此前后，他也进行实验。他对猴、鸽子和鼠做的实验，都没有成功；也就是说，没有使这些实验动物染上麻风病。不过，他通过高级的显微镜和改进的染色法做组织病理学研究时，于 1873 年在麻风病病人的活体组织中发现麻风的病原体麻风分枝杆菌，后来这种杆菌就以他的名字命名。这或许是法国微生物学家路易·巴斯德在 1870 年发现第一种引发传染病、蚕类疾病的微生物之后，最早发现疾病传染性的事例之一。

麻风杆菌找到之后，医生们可以以它进行实验，来验证麻风病是否确实是一种传染病。

朱塞佩·普罗费塔（Giuseppe Profeta，1840—1910）是意大利皮肤科医生。

普罗费塔生于意大利西西里岛的摩西那，1862 年从巴勒莫的大学毕业后，就献身于皮肤病事业，1879 年成为教授，先后历任巴勒莫和热那亚的皮肤科主任。有一条以他的名字命名的所谓"普罗费塔定律"，用现代的语言来说是：一个患有梅毒的母亲生下的孩子，如果不患先天性梅毒，那么他对于梅毒是具有免疫力的。

普罗费塔毕生从事皮肤病治疗和研究，他最重要的著作有《皮肤病基础》、《论性病》和《性病的公共和个人卫生》等。

除性病外，普罗费塔还关注另一种皮肤病——麻风病。

在麻风分枝杆菌被发现之前，普罗费塔就开始对麻风病进行自体实验，但没有成功。发现麻风杆菌之后，他又将麻风病病人的血液注入自己的体内。这次，他的实验虽然也没有成功，即没有染上麻风病，但是另外两位参与实验的医生却患上了麻风病，这证明麻风病的确是一种传染病，而不是遗传性疾病。

"我脱去内衣，穿上鼠疫病人带血的衣服"

——传染鼠疫的实验

在流行病的历史上，鼠疫是最可怕的传染病，尤其是在它大规模流行的年月里。

这是一种急性传染病。发病时，患者先是出现寒战高热、呕吐、头痛等症状，继而大片出血及伴有黑便、血尿，与之同时或在症状出现前出现淋巴结肿大、疼痛，往往在 24 小时内死亡。

历史上曾经出现过三次鼠疫大流行，在 14 世纪时被称为"黑死病"（Black Death），欧洲死亡 2500 万人，占全部人口的四分之一，意大利作家、文艺复兴时期最早的代表人物之一乔万尼·薄伽丘（Giovanni Boccaccio，1313—1375）在小说《十日谈》中就以这一时代背景作为作品的开头，描写 1348 年，意大利佛罗伦萨黑死病流行，10 名男女在乡村一所别墅里避难期间，每人每天讲一个故事；通过这 100 个故事，来批判天主教会，赞美爱情，体现作家的人文主义思想。1664—1665 年，伦敦鼠疫大流行，全市 46 万居民中死去 7 万人；1894 年广州及香港鼠疫暴发，死亡近 10 万人，20 年内蔓延至全世界，死亡人数竟多达 1000 万人。

面对黑死病的死亡威胁，早期是祈求神灵的佑护：在欧洲，有对圣徒圣塞巴斯蒂安（Saint Sebastian，约 256—约 288）和圣·罗克（Saint. Roch，约 1295—1327）等鼠疫保护神的礼拜，还有鞭笞派（Flagellant）教徒希求用自我鞭笞的赎罪方式，来平息上帝借这种流行病对人类罪恶的惩罚。

医生的责任当然是医治疾病，但最好的医生主张"医未病"，也就是预防疾病的发生。医学家们想到，能否像英国的乡村医生爱德华·詹纳（Edward Jenner，1749—1823）发明接种痘苗防治天花那样，通过接种"黑死病"病人的血液，来增强健康人的免疫力，从而达到预防"黑死病"的目的。不过这可是十分危险的尝试。但许多医学家都不怕牺牲，勇敢地做了。

1798 年 7 月，拿破仑·波拿巴东征中，强攻下埃及最大的港口亚历山大港时，"黑死病"和疟疾在这个城市里暴发了。很多病人都被收进了亚历山大城的"艾哈迈德鼠疫医院"（Pestspital von El-Hammed）进行医治。就在这里，一位叫 A. 怀特（A. White）的英国医生为弄清黑死病，也就是鼠疫的性质，做了一次自体实验。军医詹姆斯·麦克里戈（James McGrigor，1771—1851）回忆说，怀特从一位"黑死病"女病人的腺体中取出少许脓汁，擦到自己的左腿上；第二天，怀特还在自己的右下臂做了一个切口，把黑死病病人的脓汁植进创口内。这个实验产生了可怕的结果，几天后，怀特便病了，腿上生出痈且腹股沟处淋巴结肿大，并且腋窝也开始肿大起来。怀特以为是疟疾，可是到了第 12 天，"黑死病"的症状更加明显了，他被送进埃及北部位于尼罗河三角洲罗塞塔的一家"黑死病"专科医院。但根本来不及治疗了，他就在一次高热之后于 1802 年 1 月 9 日病逝，为医学科研牺牲。

但这种危险性并没有阻挡住具有献身精神的医学家。30 年后，一位在埃及工作的法国医生 A. F. 比拉尔（A. F.Bulard）也在自己身上做了一个实验，目的同样是弄清鼠疫的性质。对于这次实验及其结果，比拉尔后来在他的著作《1833 至 1838 年之后在亚历山大港、开罗、士麦那和君士坦丁堡的东方鼠疫》（*De la peste orientale d' après les matériaux recueillis à Alexandrie, au Caire, à Smyrne et à Constantinople pendant les années 1833—1838*）中曾做过详细描述：

> 1834 年 5 月 15 日上午 9 点，我在爱泽贝奎鼠疫医院（Pestkranken des Hospitals von Ezebequish）的大厅，当着全体员工的面，脱掉外衫、衬衣和法兰绒内裤，不做任何预防和保护措施，就穿上男性危重鼠疫病人身上脱下的衬衣。这衬衣还留有他人的体温，并因病人出血的关系，上面全都是血。在大多数证人在场的情况下，我这实验持续了一整天，为的是要让人相信我没有以任何防卫措施来减弱实验可能发生的后果。这衣服我穿了 48 小时，并没有感到衣服有什么引发我产生不平常的、异样的症状。等到过了两天之后，我左手的中指上，好像生出一个像疖一样的小肿瘤，我猜想可能是一个小创口，我把它标示了出来，倘若我被传染鼠疫死了，此处可以做个标记。

布拉尔虽然抱有为科学牺牲的准备，但结果他却没有受感染而死。这表明他的实验既不能说明鼠疫具有传染性，也不能说明不具有传染性。

看到鼠疫的流行夺去数以千计的生命，医生和科学家深感有责任查其病因。一直以来，习惯在志愿者或死刑犯身上做实验，最著名的如英国驻土耳其公使的夫人玛丽·蒙塔古（Mary Montague，1689—1762）通过她的好友威尔士王妃，说服国王乔治一世，允许让伦敦纽盖特监狱中的任何一个重刑犯自愿接种天花痘苗，条件是在实验结束之后，如果得以幸存，他们可获释放。

比拉尔也向法国"防治鼠疫委员会"建议，可以让被判处死刑的罪犯来做这实验。比拉尔的建议获得了政府有关机构批准，对5名死刑犯接种了鼠疫病人的血液和脓液。奇怪的是5名囚犯中，只有1人死亡，另外4人都健康如常，而且死亡的这个也不能肯定就是这次接种造成的。

怎么办？问题总应该解决。医生的人道主义和自我牺牲精神要求他们不把危险加给他人，况且对于实验产生的效果，医生亲身的体察更有医学研究价值。于是，总有一个个勇敢的医生站出来，继续做自体实验。在诸多此类实验中，法国的克洛德医生所做的一次是较为著名的，地点也是在鼠疫频发的埃及。

安托万·克洛德（Antoine Claude）就读的虽然是一个穷人的学校，但是他依靠自己的努力，在27岁时即成为一位名医，被埃及总督穆罕默德·阿里（Mohanmmed Ali）召为私人医生。在这之后，他按照法国的模式，在埃及创办了培养医生的学校，竭力设法招聘优秀的教师，取得了很好的成绩。为了研究鼠疫，克洛德不顾危险，在自己身上做了人们难以想象的实验。克洛德是想通过实验来证明，引发社会经济瘫痪、人人恐惧万分的鼠疫，即使在严重流行的时期里，也并不是每个人都会被感染。

克洛德的实验，最初也像比拉尔那样，将"鼠疫"病人的脓和血，接种到自己的左下臂和腹股沟等处。不过他比比拉尔走得更远。接种之后，他还在皮肤上切出创口，将带有鼠疫病人血液的绷带紧紧缚在上面；这还不够，他又割开皮肤，把鼠疫病人所生的痈中的脓汁嵌了进去；然后再躺到刚刚死去鼠疫病人的还散发出暖气的被褥上。一句话，他这样做，目的是自己感染上鼠疫。但是结果，他竟没有得病。

有时会"染病"死亡，有时又似乎不会被传染，使科学家感到迷惑。怎么去了解鼠疫的性质呢？

阿洛伊斯·罗森菲尔德（Alois Rosenfeld）是奥地利克恩滕州（Carinthia）的医生，当他在非洲利比亚首都的黎波里工作时，听说有一种对付鼠疫的家传秘方，为当地的医生们所称道。罗森菲尔德设法获得了这种药剂。他希望用此药物做一次实验。当然，他并不是想通过这次实验来建立某一科学理论，而只是试验一下，是否确有一种防治鼠疫这一烈性传染病的良方。

这药剂的原料是死去的鼠疫病人的淋巴结和骨骼，说是如果将它烘焙干燥后，研磨成粉末内服，即能起防止鼠疫传染的作用。

罗森菲尔德服用了这种药剂，同时还让其他40人服用。

回到祖国奥地利之后，罗森菲尔德向维也纳大学医学系介绍了这一药剂，希望得到最后的鉴定，以作为防治鼠疫的药物。但是医学系怀疑它的功效，拒绝应用。于是，罗森菲尔德前往土耳其首都君士坦丁堡，最后找到君士坦丁堡佩拉街区（Pera）的一家希腊人开的医院。在这家医院，有20名鼠疫病人被隔离。1816年12月10日，罗森菲尔德就在这里，进行他的自体实验。他不做任何预防措施，就跟这些鼠疫病人住在一起，就像他也是危重鼠疫病人一样地生活。

一段时间后，看自己虽然一直与鼠疫病人同住，也并没有受到传染，罗森菲尔德决定做进一步的实验。12月27日，他在自己的大腿和手上切出创口，将从鼠疫病人脓疮上取来的脓汁接种进去，开始等待会有什么发展。很长时间都没有看到染病的迹象。过了几个星期，罗森菲尔德准备离开医院了，可是突然发病了，而且呈现出来的症状完全是典型的鼠疫的症状。结果，罗森菲尔德在1817年1月21日死于鼠疫。

为什么接种鼠疫病人的脓汁，有的人丝毫无损，另外一些人却会受染死亡呢？

今天科学家已经查明，细菌和细菌之间存在互相制约的关系。200年前的人，是不知道什么细菌的。但是他们曾见患过天花的人不会再患鼠疫，即使被染上了，也是很轻微的，不会有什么危险。于是不由得猜想疾病之间可能有互相克制的关系。意大利卢卡公国的医生优西比奥·瓦里（Eusebio Valli，1755—1816）进行了一次自体实验，以验证这一猜想。

一般著作大多都只提优西比奥·瓦里是受意大利医生和物理学家路易吉·加尔瓦尼（Luigi Galvani）和同是意大利的物理学家亚历山德罗·伏打（Alessandro Volta）的影响，从事动物磁性的研究。但很少说到他还曾对鼠疫以及黄热病所做的实验。实际上，瓦里在这方面的研究是非常执着的。

　　鼠疫于1720年和1722年在西方最后一次严重暴发之后，欧洲就再也不见这一流行性传染病了。考虑到在意大利无法做鼠疫的实验，瓦里只好前往君士坦丁堡，来验证自己的想法。

　　1803年，瓦里来到君士坦丁堡的一家法国人办的医院。在这里，他在自己的拇指和中指中间的关节上各割了一个创口，将天花病人的溃疡脓汁和"黑死病"病人腹股沟淋巴结上的脓汁同时植了进去。他果然染病了，并且很快就痊愈了。瓦里十分满意，以为这项实验取得了正面的答案，随后就给许多人做了这样的接种，来防治当时正威胁着该城的"黑死病"。可是不管他怎么努力，他的这种方法总是得不到普遍的承认。

　　回到意大利后，瓦里获得了军医的职位。他一直希望弄清他这一贯有的想法。于是他去了西班牙，当时那里正流行黄热病。为了研究黄热病，他还去了广泛流行此病的拉丁美洲，1816年还去了古巴。他穿上刚刚死亡的黄热病病人的外衣和内衣，几天之后病逝，是一位为研究黄热病进行自体实验的早期的罹难者。

　　瓦里为预防"黑死病"进行自体实验的人道主义精神是极其可敬的。但专家评论说，预防疾病，关键是要查明传播此病的细菌。自然，在细菌学出现之前，没有查明传染疾病的病原菌，要做到积极防治和消灭包括鼠疫在内的任何传染病，都是不可能的。在此之前，一切工作，"多少都有点盲目，甚至带有不科学的迷信色彩"。而要真正揭示出"黑死病"的病原学，在细菌学发展到相应的阶段之后才有可能。

　　的确，从根本上揭示"黑死病"的本质，也是在1880—1881年法国微生物学家路易·巴斯德等人的细菌理论确立之后，才由日本的北里柴三郎（Kitasato Shibasaburo，1853—1931）和生于瑞士的法国医生亚历山大·耶尔森（Alexandre-Emile Jean Yersin，1863—1943）这两位细菌学家共同努力、取得成功。

1894年，"黑死病"最后的疯狂先是在中国的南方，随后在香港流行。殖民者法国当局担心整个印度支那会受到这种流行病的袭击，命令在越南芽庄（Nha Trtang）"殖民卫生工作队"（Colonial Sanitary Corps）工作的耶尔森去香港研究"黑死病"的性质、传播状况和制止办法；与此同时，以北里柴三郎为首的日本研究组也来这里做这方面的研究。耶尔森注意到："在这些被感染的城市里，发现地上有许多死老鼠。"而法国领事罗谢（Rocher）先生也曾对他说过，"这场灾难总起始于老鼠、水牛和猪严重受染之后人才遭到袭击"。于是，耶尔森先是对"黑死病"病人的血液和腹股沟淋巴结组织进行显微镜检查，发现病人的腹股沟淋巴结组织总是含有大量又短又粗的"杆菌"，对这种杆菌进行培养，然后接种到老鼠和豚鼠的体内，结果，老鼠、豚鼠死后，发现它们的淋巴结、脾脏和血液中同样有大量的这种杆菌。而且，耶尔森在房内和街上找到的死老鼠的各个器官内几乎都潜伏有大量的这种微生物。耶尔森又将健康的老鼠和接种过这种微生物的老鼠关在同一只笼子里，结果，接种的和其余的都受鼠疫杆菌的侵犯而死，从而认定老鼠就是鼠疫的主要传染源。

耶尔森是在1894年7月30日做出上述报告的。北里柴三郎比他稍早几天，于1894年6月14日，也在香港报告了类似的发现，随后经过一系列实验，于7月7日报道说，他所分离的微生物就是"黑死病"即鼠疫的致病菌。两人报道虽然时间有先后，但学术界公认他们的成果均为独立发现，医学史家都承认他们两人的功绩。

对"黑死病"即鼠疫的本质获得正确认识，明确了老鼠是此病的传染源之后，防治就不再盲目了。但是在庆祝这一伟大成就的时候，也不应忘记那些为研究"黑死病"而牺牲的英雄。

"所受的折磨，与苏格拉底死前有些相似"

——服毒的实验

据说在古代的希腊和罗马，死刑犯被处置时，大多人不是被钉死在十字架上，就是被投入斗兽场被狮子、老虎咬死，只有少数人，准予被蛇咬死，或者喝毒汁而死，这属于特殊的优待。如此一说，被蛇咬或喝毒汁是怎样一种感觉，便不能不引起人的好奇，何况历史上有两个著名人物——一个失败的女王和一个伟大的哲学家，正是这么死的。虽然他们不是牺牲在英勇战斗的沙场上，也不是殉职于伟大的事业，但由于他们的独特人格，极大地震撼着人们的心灵，令人难以忘怀。

克莉奥佩特拉七世（Cleopatra VII Philopator，公元前69—公元前30）经常成为史学家和剧作家笔下的人物，不仅是因为她是一位著名的女王，更主要的是因为她先是作为罗马名将尤里乌斯·恺撒的情人，后又作为恺撒同僚马克·安东尼的妻子，有一段曲折的爱情史，最后又在被恺撒的义子屋大维俘虏之后，声称要追随死去的安东尼，自行从容赴死，呈现出的悲剧结局，异常富有戏剧性。

对于克莉奥佩特拉的死，不论是在古希腊地理学家和历史家斯特拉博（Strabo，公元前 64/63— 公元 24）的《地理学》、古罗马诗人维吉尔（Virgil，公元前 70— 公元前 19）的《埃涅阿斯纪》、拉丁诗人贺拉斯（Horace，公元前 65— 公元前 8）的《歌集》中，还是在古罗马最伟大的哀歌诗人普洛佩提乌斯（Sextus Propertius，约公元前 50 至 45— 公元前 15）的《哀歌》、非洲罗马史学家弗洛鲁斯（Publius Annius Florus，活动期公元 1 和 2 世纪初）的《罗马史概要》和另一位罗马历史学家帕特丘拉斯（Velleius Paterculus，约公元前 19— 公元 31）的《罗马史纲要》中，都一致肯定她自己是让阿斯普蛇（asp）咬啮而死的。古罗马史学家普鲁塔克（Plutarch，约 46—119 后）在他那部影响极大的《希腊罗马名人比较列传》中对克莉奥佩特拉的死提供了主要的依据。他写道，发现女王死亡之时，她的侍女伊拉丝（Iras）正躺在她的脚旁，陷入垂死状态；她的另一个侍女查米恩（Charmion）尽管自己即将死去，仍在努力把女主人的王冠摆正。这位史学家还描述了一些具体的情况，说是由一位乡下人带给她的无花果篮子里，藏有一条阿斯普蛇，女王在吃了几颗无花果之后，见有这条蛇，便把它抓到臂上让它咬啮。也有说蛇藏在一只花瓶里的，女王故意用纺锤来捅它，刺激得它咬她的手臂等等。

只是在被阿斯普蛇咬啮之后有一种什么样的感觉，克莉奥佩特拉已经无法告诉他人了。对于被阿斯普蛇咬啮而死是一种优待，创作过很多历史剧的威廉·莎士比亚一定知道。也有材料说，克莉奥佩特拉事先曾让她的医生在死囚身上做过多次实验，相信被这种蛇咬啮，人只会感到像被"刺"了一下，心脏即停止跳动，但容貌依然如故。于是，在莎士比亚看来，既然女王是怀着追随她所爱的安东尼而赴死的，他便以他诗人的想象，在他的剧作《安东尼与克莉奥佩特拉》中让女王觉得这咬啮就"正像情人手下的一捻"，并在呼唤"啊，安东尼！"的同时，感到它"像香膏一样甜蜜，像微风一样温柔"（朱生豪译）。

古希腊哲学家苏格拉底（Socrates，约公元前 470— 公元前 399）

为了探索道德和人道的含义，劝导人们"要认识自己"，以挽救当时社会上道德的沦丧，但是遭到了指控，被判处死刑。

尽管按当时的习俗，苏格拉底对判决可以不予服从，而且朋友们都已经设法让他逃往国外，但在苏格拉底看来，信念重于生命，为了自己这信念，即使是死，也要勇往直前，因而拒绝了朋友们的安排。此前苏格拉底曾在对话录《斐德若篇》中建议说，哲学家应当去死，让肉体从尘世的生活中超脱出来。所以，他说，这次雅典的法庭既然是合法法庭的判决，是合乎理性的，那么，纵然违反事实，他也必须服从。他坚定表示："我宁愿选择死亡也不愿奴颜婢膝地乞求比死还坏得多的苟且偷生。"

行刑那天，苏格拉底像平时那样，怀着他一生的信念，沐浴净身，然后穿上干净的长袍，回到囚室，等到傍晚，他觉得时间到了，便要求把古希腊城邦用来处死罪犯的毒药——毒芹汁拿来，不顾朋友们痛苦得浑身发抖甚至痛哭，从容自如地端起送来的一碗毒汁，一饮而尽，并按照下毒人的吩咐，在站成一排的朋友们面前来回走动，使毒性被他的躯体充分吸收；然后，在床上躺了下来。但对这种毒汁是怎么使他感到难受，这位伟大的哲学家一句也没有说。

被蛇咬啮真如莎士比亚想象中的克莉奥佩特拉所说那样"甜蜜""温柔"吗？毒芹的液汁到底是使人感到怎样的难受？这些都是一直吸引着人们的谜。

如果被蛇咬啮真的是这样，恐怕也只能认为是克莉奥佩特拉的心理暗示作用所产生的感觉。事实是，据现在的医学文献报道，被毒蛇咬啮产生的症状，包括从出血、虚弱、干渴、腹泻、局部疼痛、流汗过度、恶心呕吐、脉搏加速、视力模糊，到发烧、剧痛、痉挛、眩晕、昏厥和失却知觉及肌肉协调性，直至死亡。

比之于莎士比亚笔下的克莉奥佩特拉，蓬托医生的感觉可能更可信。

雅克·蓬托（Jacques Pontot）是维也纳的医生和动物学家。他开发出一种防治蛇毒的血清，需要用实验验证它的效能。只是这种实验实在太可怕了，世界上有数不清的人死于被蛇咬啮，而这实验首先得让毒蛇咬啮，然后再注射这种血清，要经受双重的危险：一是被蛇咬啮之后来不及施用血清就死了；二是纵使没有立即死亡，这新开发出来的血清也未必具有所期待的功效，因而可能仍然难逃一死。为此，富有人道主义精神的医生不愿让他人来接受这种危险，就自己来进行实验。

蓬托在1933年5月5日，设法让三条蝰蛇咬他。不同的是，蓬托说，当蛇咬到他的时候，"我有这样的感觉，我好像正在被处死"。

也许，蓬托所说的这种感觉很难让人理解，因为无论是谁，只可能有"被处死"之前的感觉，而绝不会有谁真的曾经体验过被处死：既然被处死，他就不能向他人诉说自己的感觉了。不过，由于及时地注射了防蛇毒的血清，所以蓬托保住了生命，证明了它的有效性，但他仍旧经历了可怕的痛苦。

喝下毒芹汁的感觉是怎样的呢？苏格拉底没有说，也不可能说了。但还是有勇于实验的人来告诉他的感受。

毒芹是一种植物，每年盛夏开花，阿尔卑斯山一带到处可以看到，在分类学中属于伞形科毒芹属，是一种多年生的高大草本。

古代的药物学家就对毒芹特别是它的根，做过不少研究，知道具有剧毒，但一度误认为它有治疗痛风的良好作用；他们也曾在动物身上进行过实验，发现它会引起动物呼吸肌麻痹甚至死亡，只是是否进行过人体实验，则不得而知。

安东·冯·施特克男爵（Anton Freiherr von Stoerck，1731—1803）生于士瓦本（Schwaben）的绍尔高（Saulgau），从小就失去父母，来到维也纳后，在孤儿院里长大并接受教育，最后有幸得到维也纳大学医学院院长格哈德·范·斯维滕（Gerhard Van Swieten，1700—1772）的教导，于1757年获医学博士学位，成为一名医生和药学家。随后，随着他的医术的提高，他的声誉也日益增高。1767年，奥地利女王玛利亚·特蕾莎染天花时，就请他为她医治，此后并成为这位女王的御医，多次陪伴女王全家外出旅游。

施特克一直潜心于研究植物的性能，他重视各种植物的药性，也注意是否具有毒性。他可能是西方有史以来第一个有目的地对药物进行自体实验的人。

对于毒芹这种植物，施特克注意到其在野地里的阴暗处大量生长，7月开花，有一种"难闻的令人厌恶的"气味。"但是"，他坚信，"我们都知道，上帝创造事物，没有不是有益的和有用的"。为了证明毒芹的有益和有用，施特克决心以亲身的实验来进行研究。

在实验前，施特克查阅了古代和当代作者对毒芹都写过些什么，但没有注意到苏格拉底的事。他只说道，几个世纪以来，医生们将它外用来治疗癌症和其他疾病，"收到极大的疗效"。确实，当时数十年里，医生们都认为毒芹可以有效地减轻癌症的疼痛，内服还可作为神经系统的镇静剂，他们常用它来减缓痉挛，特别是呼吸系统的痉挛，如英国维多利亚女王的御医阿尔弗雷德·加罗德就在1864年的一篇论文中这样认为。

施特克决定在自己身上进行实验是希望查明吞入毒芹汁会有什么作用。"但是顾虑这可能会犯罪，而成为将毒芹提取物用之于人的第一件审判案。"他先是用一只小狗重复做了多次实验之后，然后进行自体实验。

连续8天，施特克每天早晚各用一汤匙的茶送服1格令（1格令合0.00648克）毒芹的提取物。结果觉得没有什么不平常的效果。他在1760年出版的《毒芹的药用性质》（*An Essay on the Medicinal Nature of Hemlock*）中写道："我很活跃，也很健壮；有良好的记忆力；胃口好，睡眠也香。"

第二周，施特克以双倍的剂量来实验，只觉得舌头很是粗糙，并开始肿大、僵硬，而且疼痛。他不能说话，但这不是因为毒芹，而是他的恐惧感造成的。症状消失之后，他也没有患病症状。于是施特克说：

"现在，在理性上和良心上，我都有理由对他人使用毒芹了。"不过施特克和其他的著名医生继续用毒芹来医治癌症、肿瘤、溃疡和白内障，都没有一次成功。医学史家相信，那段日子里，毒芹可能害死一些病人，因为医生们不像今天这样，了解毒芹毫无药用价值。

意大利生理学家拉扎罗·斯帕兰扎尼（Lazzaro Spallanzani，1729—1799）主要是在研究动物繁殖的问题上做出贡献，尤其是他通过实验证明肉汤煮沸后封闭在瓶子里，不会滋生微生物，证明当时普遍相信的所谓生物均含"活力原子"并非事实。他对毒芹的毒性也进行过自体实验，但在著作中叙述得不是很详尽，大致只是说，在服用不同量的毒芹之后，轻则出现患霍乱似的症状，重可使呼吸神经麻痹。

到了19世纪，几位大学生对毒芹所做的自体实验，叙述得就比较详细，遗憾的是历史上未能留下他们值得歌颂的名字。

有三位维也纳的大学生，他们每人都进行9次，共27次自体实验，喝下毒芹根部的液汁，其量为0.003~0.08克。

实验之后，大学生们诉说，在喝毒芹的液汁时，舌头有一种特别麻涩的感觉，口里出现剧烈的烧灼感。接着是喉咙发痒，唾液大量分泌，可以看到舌面上有多处明显的损伤，以致舌头像是麻木得没有感觉。他们声称，不论剂量多些还是少些，在实验开始后3分钟时，每个人的面孔都会感到炽热，并觉得意识模糊，脑袋沉重。后来，这种感觉就更强烈了，头也开始晕了，根本不能思考，只呆呆地把注意力集中在某一个固定的目标上。伴随这种状态的是精神萎靡不振，情绪异常不佳，还有像是酒醉后的头痛和不舒服感。情况一直持续到第二天，而且感到更加软弱无力；视力更衰弱了，瞳孔也放大了，周围所有的一切都看不清楚；听觉弱得有如耳朵被一团棉花塞住；触觉同样也十分迟钝，还觉得全身的皮肤都毛茸茸的，好像有许多蚂蚁在爬动。

很快，实验者们感到更加软弱无力了，连头都支撑不稳。他们用力想动动手，但是手不听使唤；走起路来也步伐零乱，始终摇晃不定，甚至到第三天了，两脚都要发抖。

最后，到实验结束，大学生们能够回家时，他们感到肌肉仍然十分松弛，行走时步伐还完全不由自主，基本上是整个躯体在自动往前移动，肌肉几乎不运动。在进家门和上楼梯该脱鞋子的时候，他们的四肢和其他部位的肌肉开始痉挛，特别是手腕和大拇指痉挛得格外厉害。

在进行这项实验期间，即使每次服下微量的毒芹汁，大学生们也感到非常不舒服。他们肠胃紊乱，两手出汗，有呕吐感，甚至真的呕吐了，身体虚弱得像是患了一场重病。他们脸色苍白，脸颊凹陷，脉搏先是加速，随后变得缓慢，始终非常微弱。他们不断地打呵欠，精神极度萎靡。尽管他们没有服下致死量的毒芹汁，但他们在想象中感到自己"所受的折磨，与苏格拉底死前有些相似"。

不错，从结果看，大学生们的实验并没有服下致死剂量。但这是他们事先不知道的；他们是抱着献身的准备，甘于受毒，参与这次实验的，只是按照惯例，才由少增多喝这些毒芹汁。因此，这些年轻人无疑是非常值得人们称颂的英雄。

对于毒蛇的毒，现代生理学和解剖学研究已经查明，是因为毒蛇的上颌有毒牙，毒牙上有沟或管，毒液就沿着这沟或管注入被咬对象的机体，经由他的血液使他中毒。但是甚至直至17世纪，人们普遍都错误地认为，毒蛇的毒是含在它的唾液里，或者是在它的胆中，特别是认为毒蛇的胆具有一种神奇力量，吞下蛇胆，人的力量随之也会壮大起来，能够干出大事业来。但是一位意大利医师并不这么看。

意大利托斯卡尼公爵的宫廷医师弗朗切斯科·雷迪（Francesco Redi，1626—1697）是以反"自然发生"的实验而进入科学史的。他在1688年准备了一系列装有不同肉块的曲颈瓶，其中半数封闭，半数敞开；后来又将半数曲颈瓶敞开，半数用纱布覆盖，让空气进入。结果全部曲颈瓶中的肉块都腐败了，只有敞开而未加覆盖的、苍蝇能够自由出入的那些瓶中的肉块才生了蛆。他最早以这一有对照实验，否定了当时盛极一时的"自然发生"的迷信理论。

大概是他的这个实验太有名了，以至于雷迪在其他方面的成就都被忽略了。实际上，雷迪不但学识渊博，而且兴趣也很广泛。他写过一本书，里面谈到人们感到可怕的蛇，它的胆和唾液实际上根本没有什么危险性，因为它的毒不在这些地方，蛇的毒是从它的牙齿分泌出来的。虽然这在今天对很多人来说都只能算是常识，但在三四百年之前，有这样的认识可谓难能可贵。

不错，雷迪没有像今天的科学家那样，更精确地了解到，毒蛇的蛇毒是来自毒蛇牙齿部位的毒腺。事实上，雷迪自己既不知道什么毒腺，也没有看到过蛇毒怎样从毒蛇中空的像沟槽那样的毒牙里排出，流进被蛇咬伤的人的创口。但是雷迪是一个具有信念的人，为了科学，即使有生命危险，他也要反证蛇毒存在于蛇胆中或唾液中的传统看法。于是，他就在自己身上进行实验。

雷迪是和他的助手雅各布·斯特罗齐（Jakob Strozzi）一起做实验的。斯特罗齐也和他一样，不相信这一古老的看法。他们当着许多学者的面，把一条蝮蛇的胆和唾液全吞了下去。结果，两人都像实验前一样健康无恙。这证明雷迪的想法是正确的。

后来，雷迪想，也许有人会说，他们没有中毒是因为吞下蛇胆和唾液的量不够多。为此，斯特罗齐声称，他完全可以喝下足够的量。于是，他抓来一条如他后来说的"极大极大"的蝮蛇，用酒反复冲洗它的嘴和牙齿，然后把这混合了蝮蛇唾液的酒喝下。后来他还用其他类蛇重复做了三次类似的实验。

雷迪和斯特罗齐的实验，在当时引起很大的震动，被认为已经有足够的证据支持吞吃毒蛇的胆和唾液没有任何危险的理论，不然，他们一定会死。

但也有不这样认为的。

理查德·米德（Richard Mead，1673—1754）是18世纪英国第一流的内科医师，是牛顿的朋友和私人医生，他对预防医学做出了很大的贡献。

米德在 1702 年出版过一本书——《毒物的作用》（A Mechanical Account of Poisons），是英文图书中讨论到毒物的第一部书。此书实际上是一本论文集，内收 7 篇文章，论及疯狗的毒、毒蜘蛛的毒、鸦片的毒和空气中的毒等等；其中也涉及毒蛇的毒。米德说，他曾亲自品尝过毒蛇的毒，但米德的感受不像雷迪和斯特罗齐说的，他觉得蛇毒使他的"舌头肿了起来"，认为这是蛇毒"对勇敢（尝试）的惩罚和报复"。

确实，今天知道，雷迪和斯特罗齐的说法并不完全正确，因为万一实验者的口腔，不论哪一部位有哪怕一点点损伤，蛇毒都会渗入血液，最终会使他死亡。也许米德品尝时舌头有一点点轻微的伤，才使他轻度中毒，舌头肿大。这种危险性，在雷迪和斯特罗齐的实验之后几十年，另一个意大利人也认识到了。

这位在比萨和佛罗伦萨任教的费利切·丰塔纳（Felice Fontana，1730—1805）在生理学、解剖学、毒理学和实验病理学等方面都多有贡献。

在丰塔纳 1781 年的著作《论毒蛇的毒》（Traité sur le venin de la vipère）中，就明确说，被毒蛇咬过后，它的蛇毒是通过其某些牙齿中的洞，浸透到人的被咬过的伤口，使人死亡的。同时，丰塔纳在书中还说道，喝下蛇毒，如果人的"舌头上有伤口"，是会有危险的，他"毫不怀疑这一点"。他的这种思想在当时是极有价值的。但是，他还是甘于服毒，愿意冒着危险，做一次自体实验，为的是体验一下蛇毒的滋味。这在他之前还是没有人做过的。

丰塔纳做这实验，最初用量很少。他先是在玻璃板上滴下一滴蛇毒，再用 120 滴水去稀释它，然后他用舌头去尝这稀释过的溶液。"起初只是感到冷，没有任何特别的味道。"他说。他稍稍停了一会儿，心想蛇毒一定会使他的舌头"有烧灼感，或者像硫酸、硝酸等有腐蚀性液体的味道，想体验一下这种感觉"。但是试过之后，体验不到这种感觉。于是，他用舌头去舔嘴唇、舔牙床、舔上颚，希望可以更好地感受这毒的滋味。"但是",他说,"我仍然没有感觉到有任何特殊的味道"。这就更激发了丰塔纳的勇气。于是,他好几次重复这样的实验,虽然仍然给蛇毒掺水,不过水一次比一次掺得少了。可是他始终没有感受到有什么特别的气息或滋味,他认为,"这是一种无味的液体"。

尽管如此,丰塔纳并不满足这样的结论。他又抓来一条蝮蛇,尽可能地把它的毒全部取出,冒险试着不加水,来做实验。他将蛇毒蘸到嘴唇上,用舌头去感受它的毒性。"现在,我发现这毒要强烈得多、浓重得多了。"他报告说,"在此以前,当我用水冲淡它的时候,它没有任何辛辣的、烧灼的感觉,也就是说,蛇毒中没有一点儿感觉得到的滋味。但是现在它也仍然并不像井水那样的无味。"

不错,这几位实验者都没有因服毒而牺牲。做实验并不是一定需要牺牲,他们谨慎一些也是必要的,但不能忘记,他们是有牺牲准备的。虽然侥幸,这也是英雄主义精神。

"他只是一个新的不幸的牺牲者"

——梅毒的实验

1494 年 9 月，法国国王查理八世带领主要由 10000 名雇佣军组成的军队出征，于第二年的 2 月入侵意大利的那不勒斯，5 月 12 日在那不勒斯加冕，自称"法兰西、那不勒斯和君士坦丁堡国王"。查理真是好不威风，编年史家描述他"身穿帝服……右手握着滚圆的金苹果，左手拿着长长的皇杖……全体臣民同声高呼，称他为威严无比的皇帝"。但是好景不长，不知不觉间，一种疾病在他的兵士中间传播开来了。开始时，这些士兵只觉得全身瘙痒，慢慢地感到有点剧痛。后来，患处逐渐硬结，变成讨厌的下疳、小脓疱、皮疹和传染性腹股沟炎；最后躯体的表面也糜烂起来，渗出黏性分泌物；同时，不仅生殖器和耻骨部位，身上皮肤的各个黏膜交界处也都出现一个个脓包，发出令人厌恶的臭味。结果，一半以上的患者——士兵成了残疾人，引起视觉缺失和耳聋，其中有很多死亡……没有多少时候，查理的军队便崩溃瓦解了。这种从未见过的疾病，开始被称为"痘疱"，最后定名为"梅毒"，相信是哥伦布和他的船员们从新大陆传播来的，最后迅速从法国和欧洲传遍全世界。

两百多年来，有关梅毒的症状以及治疗此病的药物和方法，医学家们写得很多，但是对疾病的性质始终都不甚了解。虽然凭借医生们的经验和观察，相信这是一种传染性疾病，主要是性行为传染的，也会有先天性的遗传，但是医学是科学，任何的设想、观察甚至经验，都需要得到可以复现的实验证明，就像法国生理学家、实验生理学的奠基者克劳德·贝尔纳（Claude Bernard，1813—1878）总结前人的经验，在1865年的《实验医学研究导论》（*Introduction à rétude de la médecine expérimentale*）中说的：医学应以实验生理学为基础，一个"真正的科学家的工作"，他应该：

> 第一，他注意一个事实；第二，这个事实反映在他的头脑中，产生了一个观念；第三，他按照这个观念进行推理，设计一种实验，设想并准备实验的物质条件；第四，从这次实验中应注意到新的现象产生，于是又回到第一步，依次进行一遍。
>
> （傅愫和等译）

无论是验证生理学——正常生理学，还是异常生理学即病理学，都需要在实验动物的基础上，对志愿者进行这样的一个实验过程。

第一个对梅毒进行自体实验研究的是约翰·亨特。

苏格兰外科医生约翰·亨特（John Hunter，1728—1793）是英国病理解剖学的奠基者，他声望卓著，他的病人包括本杰明·富兰克林、亚当·斯密和乔治·拜伦等著名人士，他还是国王乔治三世的御医。在多年的实践中，亨特在生理学和病理解剖学上做出重大的贡献，被认为是当时最杰出的科学家和外科医生之一。

亨特在行医中接触过大量性病患者。虽然性病被公认为是传染病，但是没有人真正了解疾病发生和传染的过程，以及传染的途径。当时的医学认为性病主要有两种：淋病和痘疱，也就是梅毒。那时，普遍认为，淋病虽然会引起排尿疼痛，但很多人都患有此病，没有什么大的危险，很少危及生命。梅毒则要严重得多，会产生像疣那样弥漫性的疮，患者还会发烧、淋巴结肿大，后期甚至会失明，并损及大脑、心脏、肝脏和骨骼，可怕极了。亨特见到过许多病人都同时患有这两种病，因此他就推测，一个人是不会同时患这两种性病的；他坚信，淋病和梅毒实际上属于同一种病，只不过出现在不同阶段罢了。亨特写道：梅毒是由淋病发展过来的，它们"是一种疾病的两种不同的表现"，它们原属同一种"毒"，出现在黏膜处，便产生淋病的脓液；出现在皮肤的表面，则产生梅毒的下疳。

那么，如何证明自己的这一论断呢？亨特计划 1767 年春给某个从未出现过淋病症状的人来接种淋病患者的脓液。他推论，经过接种之后，如果此人患上淋病而不患梅毒，那就表明，这两者是不同的疾病；如果在淋病之后出现梅毒，那就表明两者是同一种疾病。可是找谁来做这个实验呢？亨特觉得，似乎让谁来感染这种传染病都不妥当，最好自己来做这一实验：因为只有自己，才能最好地感受实验效果；另外考虑，出于人道主义，尽可能不让他人来做这种有时难免会危及生命的实验。于是，他最后决定在他自己身上做这一实验。

亨特是在 1767 年 5 月一个星期五进行自体实验的。

他用柳叶刀在自己阴茎的龟头和包皮上做了穿刺，然后将从淋病患者患处取来的脓液接种下去。两天后，接种的部位开始瘙痒、发红并出现分泌物。一周后，脓液形成。几个星期后，除了淋病，还出现溃疡这一具有梅毒特征的体征。这好像真的证明了亨特的理论：接种了淋病脓液，却患了梅毒，合乎他的设想。但实际上并不是这么回事：今日的医学研究已经证明，淋病是由淋球菌感染引起的急性性病，梅毒则是由苍白螺旋体引起的系统性疾病，即是说，淋病和梅毒并不是同一种疾病。那么亨特的实验为什么会产生这样的情况呢？事后发现，实际情况真的不是亨特所认为的。原来亨特所用的脓液是取自一个受淋病和梅毒双重感染的患者。所以医学史家断定，亨特无疑是一位伟大的医学家，但在这件事上犯了傻：他不但对梅毒的看法错误，还做了一个错误的实验，虽然他们也都钦佩他的科学精神。不过，温迪·摩尔（Wendy Moore）在她的亨特传记《持刀人》（*The Knife Man*）中说："就亨特所关注点说，这手术已是一次令人瞩目的成功。至少它证明了他所想到的，淋病发展成为 lues venereal（性病）。其实，这完全是一场不幸灾祸。"

另一位英国医学家也持与亨特同样的看法，认为淋病和梅毒是同一种疾病。

赫赫有名的本杰明·贝尔（Benjamin Bell，1749—1806）是爱丁堡第一位外科医生，被称为"外科爱丁堡学派之父"。他出版的医学著作，尤其是他的外科教科书当时畅销全欧洲和美国。贝尔家还是医学之家，他的子辈、孙辈都是著名的外科医生。他的孙子约瑟夫·贝尔以深入细致的观察而闻名，被著名侦探小说家阿瑟·柯南·道尔作为主人公大侦探夏洛克·福尔摩斯的原型写进《福尔摩斯探案集》中。

贝尔希望查明，如果将梅毒的变种下疳的分泌物植入自己的尿道，会不会产生淋病。他想，如果出现这样的结果，就可以证明梅毒和淋病是同一种疾病了！他进行了这样的自体实验，结果他患了梅毒，没有患淋病。这就恰恰说明了淋病并非梅毒的变种。

还有一位奥地利医生弗朗茨·克萨韦尔·施魏道尔（Franz Xaver Schwediauer，1748—1824）。施魏道尔生于上奥地利的施泰尔，在维也纳获得博士学位，后又去伦敦、爱丁堡，最后定居巴黎直至去世，是一位敬业的内科医生和梅毒学家。他也做了类似的梅毒的自体实验，结果也被染上梅毒，得出的结论和本杰明·贝尔的一样。

近年，有医学史家提到一个以往很少为人所注意的医学家罗伯特·科里（Robert Cory，1844—1881）。

科里生于英国最西北的坎伯兰郡，家属中有多位神职人员和医生。科里在剑桥接受教育后，进了圣托马斯医院，毕生都在这家著名的医院工作，最初任产科医生，后来以疫苗专家而为人所知。

从 1877 年开始至 1881 年，五年里，科里共计四次用梅毒婴儿的淋巴进行自体接种的实验。前三次多半是因为病婴已在接受水银治疗，使他接种之后未能被感染。但最后那次成功了。

最后这次接种的自体实验是在 1881 年 7 月 6 日进行的，供体是一个生下仅 84 天的女婴。女婴生下后 10 天，便开始抽鼻子，本来，这期间的女婴是具有免疫力的。到了 4 个星期时，婴儿两肩出现皮疹；右边的屁股和左鼻孔疼痛。这一切明显都是传染性梅毒的体征。于是，科里从女婴的一个梅毒小痘疱上取下一点淋巴，分三处接种到自己的左前臂。过了 20 天，7 月 26 日，三处接种位置中有两处出现红色的丘疹，且这些丘疹的周围都长出乳头晕；到了 8 月 11 日，女婴的一处丘疹结了痂，后来发生溃疡。两位著名的外科医生，后来受封爵士的乔治·汉弗莱（George Murry Humphry，1820—1896）和著名的梅毒专家乔纳森·哈钦森（Jonathan Hutchinson，1828—1913）一致认为这些都是梅毒的创伤。

在 19 世纪 70 年代，梅毒原发性的硬下疳通常都是在疾病发展到第二期时切除的。因此，当科里提出这一要求时，哈钦森只好"勉强同意"，然后对伤口做了妥善处理。但是到了 8 月 17 日，科里的创口开裂，腋下腺出现疼痛和肿胀。8 月 25 日，科里开始每天以 5 格令的水银"蓝色药片"来医治。8 月 26 日，他开始发汗；8 月 29 日，咽喉疼痛；8 月 31 日，全身出现具有梅毒特征的玫瑰疹，一直持续了 4 天。从这天起，科里进行抗梅毒治疗。

科里的自体实验证实了梅毒具有传染性。但是他这一具有历史意义的伟大自体实验，一直被医学史家们所遗忘，没有被载入医学史，直到 2006 年，《柳叶刀》上才有一篇论文谈到此事。

在对梅毒进行的自体实验中，德国医生林德曼（Lindemann）的实验和他的自白感人至深，可惜医学史只记下他的姓，而没有留下他的全名。

像其他伟大的实验者一样，为了切实地了解梅毒的实质，林德曼在 1851 年 7 月重复进行了多次自体实验。

林德曼实验的材料取自一个病人的扁桃体溃疡处的分泌物，这个病人患的梅毒已经到了第二期，也就是相当严重了。他当着巴黎科学院委员会人员的面，在自己的左前臂开了一个切口，将这分泌物植入进去。几周后他全身都出现严重感染梅毒的症状。在实验得出结论后于 1851 年 11 月 8 日向科学院所做报告结束时，林德曼这样说：

> 这是一个惊心动魄的场景。请想象一下，一个年轻男子，异常美丽而富有智慧的脸容，身体四肢被下疳折磨，如古代医生所说的，是这个阶段的症状，呈现出最严重类型梅毒的主要体征。这位新时代的马库斯·库尔提乌斯抵制所有让他去治疗的要求，只希望将实验进行到底；对于说这样下去他可能会死的指责，他的回答是："这样更好！我的死可以证明，有关梅毒是由淋病发展起来的学说是一个可怕的谬论，他只是一个新的不幸的牺牲者。"如果不是这种可以防止的可怕而缓慢的死，那还有什么崇高献身精神？

林德曼的实验反驳了梅毒和淋病属同一种病的错误说法。他英雄主义的悲剧令人感动。马库斯·库尔提乌斯（Marcus Curtius）是古罗马的传奇英雄。据传，公元前 362 年，罗马广场裂开一条无底深渊。预言家说，只有把罗马最宝贵的东西扔下去，裂缝才会重新合拢。这时，库尔提乌斯宣称，没有什么东西比一个勇敢的公民更宝贵的了。于是他全副武装骑着战马跳下深渊。他刚跳下去，裂缝即重新合拢。林德曼的这一席话，说他自己也能做到像马库斯·库尔提乌斯一样，为了国家和百姓，自愿牺牲。

敢于冒险做自体实验，尤其是做危及生命的传染病的自体实验的人，都是伟大的人道主义者，值得人们尊敬和歌颂。

"人类可以仅靠肉类存活"吗？

——饮食的实验

现代科学证明，蛋白质对人体是极其重要的。它是组成人体一切细胞、组织的重要成分，是生命的物质基础，构成细胞的基本有机物，机体所有重要的组成部分都需要蛋白质的参与。可以说，没有蛋白质就没有生命活动的存在。人主要是从瘦肉、蛋类、豆类及鱼类等食物中吸收蛋白质的。食入的蛋白质在人体内经过消化被水解成氨基酸吸收后，合成人体所需蛋白质。

但是这只是一个方面。现代科学证明，若是只有蛋白质，而缺乏维生素，人就无法维持生命。真的是这样吗？居住在北极及亚北极地区的土著居民因纽特人可不都是仅以动物蛋白质为生吗。因纽特人生活在极其寒冷的冰天雪地环境里，树木极少，几乎没有植物性食品，他们主要的食物来源就是驯鹿、海豹、海象、鲸及鱼类。这激发研究者的兴趣：欧洲人是否也能仅以肉类饮食为生呢？不止一人亲身做过实验。

威廉·斯塔克（William Stark，1742—1770）生于英格兰的伯明翰，进格拉斯哥大学学习哲学，于 1758 年获硕士学位，然后去爱丁堡，结识著名医生威廉·库伦，两人成了朋友。1765 年，他迁居伦敦，得到当时最著名的外科医生之一约翰·亨特的帮助，进了圣乔治医院，在亨特手下研究动物的血液和体液。不久他又去荷兰历史悠久的莱顿大学学习医学，并在 1766 年或 1769 年取得学位。

斯塔克在圣乔治医院任职时，和来英国办事的北美宾夕法尼亚立法机关的代表本杰明·富兰克林成了朋友，并经常去富兰克林在伦敦的住所。富兰克林曾跟斯塔克说起简单饮食的益处，给他留下深刻的印象。另外，他的另一个朋友，被称为现代"军事医学之父"的约翰·普林格尔（John Pringle，1707—1782），曾经两个星期都只食用面包和水，仍旧生活得很好。受他的影响，斯塔克认为自己也不妨一试，研究严酷的饮食对身体的作用。

斯塔克进行自体实验的目的很明确。他写道："虽然对生命来说，更加直接需要的是空气而不是食物，但是了解有关食物的科学知识似乎更重要……可能，有些文章指出，作为食物，它对人类是有害的，而另一些，它们本质上是无害的，而且数量庞大，品种多样又味道可口；从关心人类的健康来看，或许可以弃绝那些有害的食物，将其限制在无害的范围内。通过实验和观察来确定这一差异便是我研究的主要目的……"

从 1767 年 6 月 12 日起，除了偶尔有短时间的中断外，斯塔克连续几个月一直严格遵守自己制订的饮食计划，周周都是极端偏食的。最初，斯塔克连续 31 天光吃面包和水，仅仅加一点儿糖。这次实验的结果使斯塔克显得无精打采、没有神气。随后，他放弃这种单调的食谱，多样化饮食几个星期。于是，情况得到改善。当他觉得好些之后，他又继续原来的实验。他一步步在自己的食谱中补充其他食物，如橄榄油、牛奶、烧鹅、水煮牛肉、脂肪、无花果和小牛肉等，每一次都只增加一种。几周只吃面包、橄榄油和喝水，另几周则只吃肉、面包和喝水，然后又是面包、脂肪、茶，或是面包、油、水和盐，如此等等。

在做实验时，斯塔克都记录下自己每天的食物及其数量，并记下每天的天气状况，还有自己的排泄量、体重的变化，以及自己的健康和情绪状况等。两个月后，斯塔克的牙床开始红肿，压一下就出血。实际上，这是维生素C缺乏症（坏血病）的症状，只不过他和他的朋友们都没有发觉。到了年底，斯塔克本想进食绿色新鲜水果，但不知怎么的又改变了意向，去尝试甘美的布丁和柴郡乳饼的营养价值。结果，不到10天，坏血病使斯塔克于1770年2月23日病逝。斯塔克的实验没有能够实现自己的目的，而以失败告终，不免令人遗憾。但作为一个身高1.8米的健康男性在饮食方面所做的最早实验，被认为具有经典的意义。

德国生理学家约翰内斯·兰克（Johannes Ranke，1836—1916）和马克斯·鲁布纳（Max Rubner，1854—1932）的实验也证明了斯塔克的结论。

兰克先后在慕尼黑、图宾根、柏林和巴黎学习医学，于1861年在慕尼黑大学获博士学位。在医学研究中，他受病理学家鲁道夫·菲尔绍（Rodolf Virchow，1821—1902）和化学家尤斯图斯·冯·李比希（Justus von Liebig，1803—1873）的影响很大。两年后，他开始专门从事破伤风和人体营养方面的研究，1868年出版了一部生理学教科书《男性生理学基础》。兰克后期是以人类学家的身份而为人所知的。

兰克是他在他的老师、著名卫生学家马克斯·佩滕科弗的生理学研究所工作时进行自体实验的。实验开始于1861年6月，食品都非常单一：6月19日是肉、面包、蛋和水；6月21日仅仅只食用2100毫升的水，都没有进食蔬菜、水果。最典型的是1861年7月19日那天，在停食10小时后，早上9点，兰克吃下大量的肉——以1917克完全去脂的瘦肉做成的一餐含有74克脂肪的食物。他尽其所能，吃下了800克时，已经为未能进食素菜而感到不适，但他又以最大的意志力在午饭时吃下1000克，实在是再也吃不下剩下的那部分了。结果，他在午饭后就感到胃严重的消化不良。于是他得出结论，认为上述量的肉是一个人所能进食的最高限量了，而没有素菜是非常不舒服的。

鲁布纳还在做大学生的时候，便开始进行饮食方面的实验，为他后来撰写有关某些食物在人体肠胃中消化情况的那部巨著打下了坚实的基础。他在这方面的重要实验是1876年他22岁时进行的。第一次实验时，他三天里只吃由4300克新鲜瘦肉制作的重2654克的烤肉。第二次实验也持续了三天，吃的是由3500克新鲜牛肉制成的2200克烤肉。做烤肉时，他用了油、胡椒和葱，为的是使肉的滋味更鲜美一些。

人体是先天具有自我防御本能的，就如无意吃进了有毒物质，人体会自发出现呕吐一样。鲁布纳吃烤肉时感到极大的厌恶，根本没法下咽，尽管别人吃起来觉得滋味不错。到第三天，鲁布纳更感到全身无力，且此后很长一段时期里，一想到这次实验，他就觉得恶心至极。

虽然因为鲁布纳的实验无法继续下去，不能据此就断定光吃肉能置人于死地，但是缺乏蔬菜带给人的危害是早就为人所知的。几百年前，旅行家们已经发现，那种被称为"坏血病"的疾病，就是由于食物中缺乏叶绿素的缘故。苏格兰军医詹姆斯·林德（James Lind，1716—1794）总结前人的经验，加上自己的观察和实验，在他1753年的重要著作《论坏血病》中指出，坏血病是人们长期日常饮食中缺少绿色植物而引起的。他在书中这样写到此病的严重性：

> 军队因疾病而遭受的损失显然比因战争而遭受的损失还大。这一观察在我们舰队和分队进一步得到证实；仅是坏血病，在上一次的战争中就证明，比敌人的破坏性更大，它摧残的宝贵生命，超过法国和西班牙联合兵力的作用。

林德特别强调，酸泡菜、洋葱、葡萄酒、苹果酒，尤其是柠檬汁和橘子汁，不但对治疗坏血病，就是对此病的预防也具有很大的效用。

本来，林德的结论已经被医学家和营养学家所公认。但是菲尔加摩尔·斯蒂芬森的经历和实验似乎推翻了这一定论。

菲尔加摩尔·斯蒂芬森（Vilhjalmur Stefansson，1879—1962）是加拿大的北极探险家和民族学家。菲尔加摩尔原名威廉·斯蒂芬森，迁居美国的北达科他州，在北达科他州和爱荷华的大学学习期间，于1899年改为此名。他1906—1907年在因纽特人当中生活了一年，熟习他们的语言和文化，并建立信心，认为欧洲人在极地地区采用因纽特人的生活方式，就可以在露地生活。1908—1912年，他同加拿大动物学家鲁道夫·安德森在加拿大西北地区马更些河（Mackenzie River）上的因纽特人和科罗内申岛的科帕因纽特人当中进行人种史和动物学的研究。1913—1918年他又考察加拿大西北地区。

长期在北极地区考察，让斯蒂芬森接受了因纽特人的生活习惯。他像因纽特人一样生活，完全仅以鱼、北极熊、海豹和驯鹿的肉为食，几乎没有蔬菜。他甚至说，他一生中从没有比这段时间更加健康的了。他认定，"人类可以仅靠肉类存活，多长时间都没有问题，健康也不会受到影响"。他在《我和因纽特人一起的生活》（*My Life with the Eskimo*）（1913）等著作中详细地描述了他的这种生活。

斯蒂芬森奇特的经验不免引起科学家和营养学家的怀疑。为了证明自己所言属实，1928年斯蒂芬森特意在纽约曼哈顿创建于1736年的美国最古老的贝尔维尤医院，在许多医生的监督下，以自体实验的方式来接受检查。

实验是在1928年2月13日进行的。斯蒂芬森详细叙述了他在实验前后的情况：

> 1906年时医生和营养学家普遍接受的观点是人类不能仅以食肉为生。他们特别相信，许多严重的疾病都是由人类直接引起的，只能依靠蔬菜来防止。
>
> 后来拉塞尔·塞奇（Russell Sage，1816—1906）的实验也改变不了这一坚定的饮食观念，如肉是有害的，禁欲吃蔬菜会带来病患，

如果你经常不得不吃同样的东西，就会对食物感到厌恶……有一个人很幸运。他是卡斯滕·安德森（Karsten Anderson），一个年轻的丹麦人，是我第三次远征的成员。在此期间的生活中，他严格吃肉和水总计超过一年，而没有患病，一次还以肉治好他因混合食物而产生的坏血病。

实验开始是顺利的，允许安德森爱吃什么就吃什么，不过仅提供我们所定义的肉，即牛排、羊排、腊肉的脂肪、煎炒过的脑，还有煮短肋、鸡、鱼、肝和熏肉。

作为对照，不同于安德森，斯蒂芬森只吃瘦肉。他们两人每天吃掉 $1\frac{1}{3}$ 磅的瘦肉和 $\frac{1}{2}$ 磅脂肪。3 周之后，斯蒂芬森因事离开医院，安德森继续在医院待了三个月，接受严密监视，但两人依然只吃肉食，坚持了一整年。最后，他们再次接受彻底检查，并将食谱改成正常的"荤素搭配"。奇怪的是，两人终日食用肥腻的食物，却都并不特别想吃水果和蔬菜。

斯蒂芬森说：

> 实验一般性的结果是，以安德森和我来说，和以监督的医生来说，三个星期的混合饮食，我们至少在一年中都健康良好。我们认为，我们的健康稍稍超过平均水准。我们在盛夏和隆冬都喜欢享用肉食，觉得肉食并不比我们纽约同胞的食物有什么不舒服。
>
> 我们是平均每天大约 $1\frac{1}{3}$ 磅的瘦肉和 $\frac{1}{2}$ 磅脂肪（这大约像是吃 2 磅烤牛腰肉，大约与我们食用的瘦肉和脂肪相当）。……

其实，不但斯蒂芬森这么说，参检的医生们大致也这样认为。他们在专业论文《长期单一食用肉类的影响》中说，过度食用肉类没有对斯蒂芬森造成任何原本预计将会出现的有害影响。但是有些营养学家依然持有怀疑态度，认为斯蒂芬森的实验成功是一个特例。据瑞士学者雷托·U.施耐德在《疯狂实验史》中说："一些专家猜测：只有在极端的气候条件下，斯蒂芬森的肉类食谱才对健康无害。还有人认为：只有在相对原始的自然界中消耗巨大的体能，身体才能接受单一的肉食。"（郭鑫、姚敏多译）

自体实验的先驱普尔基涅

莎士比亚的悲剧《麦克白》第一幕描写苏格兰大将班柯见到三女巫时，异常惊奇："这些是什么人，不像是地上的居民，可是却在地上出现？……你们应当是女人，可是你们的胡须却使我不敢相信你们是女人。"随后这三个女人又"像呼吸一样融化在风里了"。这些怪异的印象，使班柯问麦克白："我们正在谈论的这些怪物，果然曾经在这儿出现吗？还是因为我们误食了令人疯狂的草根，已经丧失了我们的理智？"（朱生豪译）

班柯所说的"令人疯狂的草根"，指的是颠茄。

颠茄是一种茄科的草本植物，根很粗大，开紫堇色或淡绿色的花，结樱桃大小的黑亮果实。它既是药物，同时又是毒物。它的学名 Atropa belladonna 或 Atropa bella-donna 具有双重含义。Atropa 一词来源于希腊神话命运三女神中最大的阿特洛波斯（atropos），她手执无情的剪刀，负责切断生命之线。而 belladonna 或 bella-donna 来自意大利文，意思是"美丽的女子"。这样的含义的确也不无道理。因为若将颠茄的汁液的毒性稀释之后滴入眼睛，会使眼睛瞳孔放大，显得水盈盈的，更加美丽诱人，是妓女为引诱嫖客而常备的药剂。据说它也是古代女子常用的滴眼液。另外，颠茄不但是制作箭毒的原料之一，古代的罗马人也常用它作为毒药来毒杀政敌，据说古罗马皇帝奥古斯都和他的妻子克劳迪乌斯都是被用颠茄毒死的。中世纪的巫女也常用颠茄和罂粟等植物汁液调剂出的软膏擦在身上，使自己产生幻觉，想象中飞去参加女巫的聚会。正因为颠茄具有毒性，才让班柯觉得自己和自己的军队喝了被敌军浸泡过颠茄根的酒，产生幻觉。

颠茄的这种特异性能，自然会引起植物学家、药学家和医生的兴趣。医学史家认为，最早对这一植物产生兴趣的医学家大概是捷克斯洛伐克的普尔基涅。

扬·普尔基涅（Jan Evangelista Purkyně，另译普肯野，1787—1869）生于波西米亚北面的小村利博霍维采的一个城堡里。他原曾做过修士，后转向医学，并于 1818 年毕业于布拉格的查理大学，获医学学位，1819 年正式成为一名开业医生。

在普尔基涅的时代，对于用什么药治什么病，所根据的指导方针只是前人对药物的简单描述和该药物用动物所做的实验。普尔基涅不满意这样的医学研究，认为这样任意处方、不讲究剂量，"除了一点神秘作用，别的什么也没有"。普尔基涅做医生的目的不是行医赚钱；在他的朋友、诗人约翰·沃尔夫冈·冯·歌德的鼓励下，他要从事药物研究。而这种研究，只有亲身感受到药物的作用，也就是进行自体实验，才能真正认识到药物对人体的作用。

早在 30 岁，还是一个医科大学生的时候，普尔基涅就对自体实验产生极大的兴趣。他曾这样说到他自己：

> 30 岁学医时，瓦乌鲁赫教授（Jan Ondrej Wawruch）给我们讲授药剂学时，我就决定要在自己身上试验各种药剂的性能。这是可能的，因为我可以享有自由进出黑利硕士的药房，黑利的儿子和我是同学和朋友。我清楚知道药物放置的位置，我还获许取用任意量

的各种药品。这样，我家里就摆放着一排排玻璃瓶，瓶子里的物质散发出的气息，我甚至在黑夜里都能分辨出来。当年我亲自感受过大黄、甘露、各种盐类、番泻叶和球根牵牛等泻剂的效果。后来我研究了各种呕吐药。我又通过自我感知的方法查明了乙醇和乙醚之间的不同……

后来他就正式从事实验了，并成为一个自体实验迷。他深感通过自体实验获得实效成功的愉悦。

普尔基涅最著名、最勇敢和最具冒险性的自体实验是对洋地黄所做的实验。

洋地黄，又名毛地黄，是乡间大地上广泛生长的一种植物，这种植物一般株高 45~150 厘米，开出紫、黄或白色的花，花状如钟形，这花常被形容为"仙女的手套"。

洋地黄早在 16 世纪就被本草学家凭经验用来治疗癫痫、瘰疬和呼吸困难等疾患。1775 年，英格兰植物学家和内科医师威廉·威瑟林（William Withering，1741—1799）从一个妇人的秘方中获得启示，开始用它来医治水肿。在使用中他也发现洋地黄具有不良的副作用。威瑟林在一篇论文中这样回忆说：

> ……我后来被告知，沃里克附近有人藏有一份医治水肿的家传秘方，方中的有效药物就是洋地黄；而且约克郡西部的一位夫人也向我保证，说她们郡里的人都经常喝洋地黄茶来医治水肿病。为了证实这一点，我在大约两年前，再次去拜访在约克郡经商的一个人。我见到他时，他正在不断地呕吐，且视力模糊，脉搏每分钟仅40 下。问过之后，才得知他的妻子用半品脱水炖了一大把洋地黄青叶子，让他一口喝下这液汁来医治他的气喘病。这个好心女人知道这药物，但因不懂剂量，使她丈夫差点送了命。

因此，威瑟林在他撰写的教科书中警告说：像洋地黄"这种如此有效的药物也会因有危险和处置不当而危及人的生命"。于是，普尔基涅希望通过对洋地黄的自体实验，来研究它对人的视觉生理所产生的影响。

　　在进行自体实验的四天时间里，普尔基涅服用的洋地黄，其量相当于一只猫的致死量的9倍。结果，15天里，普尔基涅的眼前一直都在不断颤动，出现一个个黑色的斑点。不过，虽然普尔基涅感到实验时心跳减慢，甚至多次出现停搏，却仍不觉得会有持续性的危害。普尔基涅的心脏是正常的。如今我们已经知道，洋地黄的致死量是其有效剂量的3倍，但它的副作用一般也只会削弱健康的心脏，而对衰竭的心脏反而会起到治疗的作用，原因尚不明白。如今，洋地黄便常被用作针对心力衰竭的强心药物。

　　普尔基涅在布拉格大学的老师，德国化学家阿道夫·普勒施尔（Adolf Martin Pleischl，1787—1867）得知普尔基涅做过洋地黄的自体实验后，希望他对吐根的性能进行实验。

　　吐根是一种多年生的小灌木，根为暗棕色，呈扭曲圆柱形。葡萄牙的早期移民发现它被巴西和秘鲁的土著用来作为催吐药。17世纪，荷兰的医生和博物学家吉列尔梅·皮索（Guilherme Piso，1611—1678）以医生身份前往巴西探险考察时，也曾关注过这种植物的作用。后来，皮索在他1648年出版的《巴西自然史》中对它做过描述。他说吐根是医治痢疾的特效药，在西班牙和葡萄牙也曾被作为催吐药使用，但由于毒性太大而不受欢迎。

　　接受普勒施尔的建议，普尔基涅在3周里，对吐根进行了6次自体实验。普尔基涅描述吐根的作用是恶心、呕吐、垂涎、痉挛和腹泻。这一作用是如此的严重，使普尔基涅在实验完成之后，仍旧出现条件反射：他一见到像吐根的棕黄色粉末，便感到恶心并想要呕吐。

　　普尔基涅另一个重要实验就是用颠茄这一茄科植物的制剂进行的实验。

他将几滴颠茄的液体滴入他的眼睛。他描述自己的感觉，说是引起视力模糊。他又将颠茄液汁喝下，这感觉是很不好受的：他感到唾液停止分泌，因而口腔十分干燥，而且心跳也加速了。普尔基涅的这一早期的实验，启示别的医生，可以将颠茄用于眼科医学，来扩张瞳孔和松弛胃肠道肌肉，治疗溃疡和痉挛。

普尔基涅还对松脂进行过自体实验。

当时，松脂都是被用来医治因蠕虫感染而引发的器官病变的。普尔基涅听说他人吞食了大量松脂产生奇特的效果之后，决定自己也来尝试一下。他连续三个早上，吞下不同剂量的松脂，觉得产生昏昏欲睡的催眠作用；但在伴酒服下松脂之后，他描述说，连续多日他都有一种不平常的极度愉悦的感觉。另外，普尔基涅还对通常用作驱虫剂的肉豆蔻进行过自体实验，结果使他趋于神志不清的麻痹状态。

初看起来，也许会觉得普尔基涅的实验都比较简单，似乎缺乏严密的科学设计，对实验的描述也不很详尽。但这些都是初始阶段的自体实验，不但是他的人道主义的献身精神，令人钦佩，医学史家还发现，在所有自体实验中，普尔基涅都一次次增加药物或毒物的剂量，来观察递增的不同效果，致使他的有些实验十分危险。如樟脑通常是被用来防虫、防蛀和止痛的；普尔基涅至少五次以不同剂量樟脑进行实验，有一次实验使他完全丧失知觉半小时；另一次，他整整有一天完全失去时空感。医学史认为，普尔基涅对药物的实验，其价值远超过他所描述的药物本身：他可能是第一个认识并描述了药物之间相互作用原理的人，使后来的医生在处方时必须考虑某一种药物对另一种药物可能产生的影响。

1835年他妻子去世之后，普尔基涅为了照顾两个儿子，只能停止进行自体实验。他是医学自体实验学科的创始者，终生单独完成了35项自体实验，这是史无前例的。

参考文献

［1］Flaubert G. *Flaubert in Egypt : a Sensibility on Tour : a narrative drawn from Gustave Flaubert's travel notes & letters* ［M］. Penguin Books, 1996.

［2］Altman LK. *Who Goes First? The Story of Self-Experimentation in Medicine* ［M］. New York: Random House,1987.

［3］Moore W. *The Knife Man : Blood,Body Snatching, and The Birth of Modern Surgery* ［M］. Broadway Books, 2005.

［4］Mroczkowski Tomasz F. *History, Sex and Syphilis : Famous Syphilitics and Their Private Lives* ［M］. BookLocker.com,Inc., 2015.

［5］Newsholme A. *The Story of Modern Preventive Medicine* ［M］. The Williams & Wilkins Company,1929.

［6］Quetel C. *The History of Syphilis* ［M］. Translated by Judith Braddock and Brian Pike, The Johns Hopkins University Press,1992.

［7］Rosebury T. *Microbes and Morals: The Strange Story of Venereal Disease*［M］. Ballantine Books,1973.

［8］Dickson A. W. *Venereal Disease and the Great* ［J］. *British Journal of Venereal Diseases*, 1971, 47, (295):

［9］Jillings L. *The Aggression of the Cured Syphilitic: Ulrich von Hutten's Projection of His Disease as Metaphor* ［J］. *The German Quarterly*,Winter 1995,68,1.

［10］Mortimer P. *Robert Cory and the Vaccine Syphilis Controversy: a Forgotten Hero?* ［J］. *Lancet*,2006,367(April).

［11］O'Shea J.G. *Was Paganini Poisoned with Mercury?* ［J］. *Journal of the Royal Society Medicine*, 1988,81, (October).

［12］Qvist G. *John Hunter's Alleged Syphilis* ［J］. *Annals of the Royal College of Surgeons of England*, 1977,59.

［13］Rosenberg SLM. *Two Sixteenth Century Doctors on Syphilis and Guaiacum—Fracastoro and Ferri* ［J］. *California and Western Medicine*,1931.35,(5).

［14］S perati G,*Felisati D.Nicolo Paganini(1782—1840)* ［J］.*Acta*

Otorhinolaryngol, Ital,25,2005.

　　［15］Stratman-Thomas WK. *Girolamo Fracastoro and Syphilis* ［J］. *California and Western Medicine*,1930,33,4.

　　［16］Hugo Glaser:*Dramatische Medizin Selbstversuche von Arzten*, Orell Fussli Verlag, Zurich,1959

　　［17］Leake,Chauncey D. : *Life Among Anesthetists : Recollections of Forty Years* ［J］. *The Journal of The American Society of Anesthesiologists, Inc.* 1964 Vol.25,No.4

　　［18］Major,Ralph H.: *A History of Medicine*, Blackwell Scientific Publications,Oxford, 1945

　　［19］Scott,H.Harold,: *A History of Tropical Medicine*, Edward Arnold & Co. 1942

　　［20］Howard—Jones,N. : *Robert Koch,and the Dead of Max von Pettenkofer* ［J］. *British Medical Journal*,Jan.13,1973

　　［21］Meiklejohn A : *Smoking and Health* ［J］. *British Medical Journal*,9 June 1962

　　［22］Newsholme Arthur: *The Story of Modern Preventive Medicine*, Baltimore 1929

　　［23］Russel Paul,F et all : *Practical Malarialogy*, London, Oxford University Press,1963

　　［24］Robb-Smith,A.H.T. :*Doctors at Table, JAMA*,April 2,1973

　　［25］Schultz,Myren G.: *The "Strange Case" of Robert Louis Stevenson, JAMA*,1971 216:1

　　［26］Василевская,О.В.:*Ученые—МедикиЧехословакий*, СовескаяМедицина,1965.3

　　［27］Гохлернер Р: *Из Истории Эидокриногии, Наука и Жизнь*,1964.4

　　［28］Гуго Глязер: *Драматическая Медицин Опыты врачей на себе*, Молодая Гвардия,1965.

　　［29］Гуго Глязер: *Исследователи Человеческого от Гиппократа до Павлова*,Медгиз,Москва,1956

　　［30］Ефременко А.А.: *Опыты Самозарежения, Журнал Микробиологии Эпидемиогии и Иммунобиологии*, 1972.5

　　［31］Нагорный,А.В.: *Проблема Старения и Долголетия*, Медгиз,1963

　　［32］Карлик,Л.Н.*Клод Бернар*, Издательство Наука, Москва,1964

　　［33］Товарницкий В.И.: *На Границе Жизни Повесть о Вирусах*, Советская Россия Москва, 1961

　　［34］Яновская, Миньона: *Роберт Кох*, Молодая Гвардия, Москва, 1962

　　［35］［美］德博拉·海登著；李振昌译，天才、狂人的梅毒之谜［M］上海：上海人民出版社，2005 年版。

后　记

这本书很早就开始写了。

20世纪五六十年代，我去浙江图书馆时，除了借书，还喜欢进馆里的阅览室浏览各种报刊。当时，二楼的外文阅览室订有不少苏联出版的报纸和杂志，如《真理报》《消息报》《文学报》《苏维埃文汇报》《苏联画报》《苏联妇女》《星火》《鳄鱼》《知识就是力量》《科学和生活》等。《星火》当然是我喜欢的，记得在这里，我看到一篇记述《安娜·卡列尼娜》女主人公几个原型人物的事，并据此写出一篇随笔。另外，《科学和生活》（*Наука и жизнь*）也很吸引人。记忆很深的是里面曾刊载过一篇从德文翻译过来的文章，说有一位公司经理的夫人，她读他人的笔迹，就像在电影中看到笔迹主人的活动，她往往能通过笔迹在电梯里认出一个原来不认识的人。

除了正文之外，《科学和生活》常刊有花絮类的短文，内容都是各类的史料和掌故，非常有趣。如下面是1964年2月号《科学和生活》上刊载的几则有关长寿的花絮中的两则：

> 法国的 Пьер Дефорнэл 是生了三个儿子的父亲，这三个儿子分别生在三个不同的世纪。第一个生于17世纪的1699年，第二个

生于 18 世纪的 1738 年，第三个生于 19 世纪的 1801 年。

　　1654 年，д'Арманьяк 枢机大主教一次路过街上时，见有一个 80 多岁的老人在哭泣。对于枢机主教的疑问，老人回答说，是因为父亲打了他，并向枢机主教介绍了一位非常健壮的 113 岁的老人。这位老人对枢机主教解释说，他打儿子是因为儿子对祖父不尊敬，在走过祖父面前时不向祖父叩头。枢机主教又去见了这位祖父，于是另外见到了一个 143 岁的老人。

　　后来，我在 1964 年 4 月号《科学和生活》上又读到法国医生布朗 - 塞加尔的故事。布朗 - 塞加尔将狗、兔子的性腺摘下来，趁在鲜活的时候，掺上少量的水，将其捣碎，滤出液汁，随后用 1 毫升该提取液在自己的大腿上做皮下注射。自觉很有效果后，他便在巴黎科学院生理学学会举行的每周例会上扬扬自得地宣称，自己今年已经 72 岁，但觉得"像 40 岁时那样年轻了"。

　　这故事给我留下很深的印象。后来，在从借来的一册书中又读到这故事。这是一册题为《戏剧性医学：医生的自体实验》(*Гуго Глязер: Драматическая Медицин Опыты врачей на себе*) 的医学史著作，苏联"青年近卫军出版社" 1962 年出版，发行量竟达 10 万册，说明在苏联深受读者的喜爱。这是德国医学史家雨果·格莱塞著作的俄语译本。说它是一册医学的历史，又不同于一般的医学史著作，是因为它并不是按事实记述的，而是根据所描述的事件来写的，如"寻找致病微生物"一章描述病菌的实验，"战胜疼痛"一章描述麻醉的实验，"治疗还是死亡"一章描述毒品的实验，"人体的秘密"一章描述人体生理的实验等等。书中也写到布朗 - 塞加尔的实验。

　　后来，我又读了美国记者威廉·夏伊勒的《第三帝国的兴亡》(中译本)。书中叙述纳粹医生对战俘进行惨无人道的医学实验，使我感到毛骨悚然。对比之下，我更被那些不顾个人安危而从事医学实验的医生的事迹所感动。称它为"戏剧性医学"像是黑色幽默，因为有的医生，为了实验，贴胸穿上刚刚死去的鼠疫病人的血淋淋的衣服；有的喝下整杯霍乱病菌的培养液；有的明知可能会死，仍旧做他的实验，甚至在自己的皮肤上画出记号，便于在他死后让他人解剖他的时候注意，而不少实验医生果真就死于实验。

我认定《戏剧性医学》中的故事，是因为不但实验者的人道主义精神有极大的启示意义，情节也有很强的故事性，一定为读者所喜爱。于是我就决心选取书中的内容写一部书。

《戏剧性医学》，读起来自然没有问题，但是要以它为起点，向中国的读者介绍这些可敬可佩的医生，却有一个小问题，就是书中译成俄语的人名和地名，既没有原来西语之名，又没有对照表，就很难知晓是什么人、在哪里做这些实验。如《从古柯叶到可卡因》一章中的 Зигмунд Фрейд，我固然立刻就能辨认出来，是著名的奥地利医生和心理学家西格蒙德·弗洛伊德，但另一个 Паоло Мантегацца 和 Мюнхен，我就不知道是什么了。我总不能就直接用这个 Паоло Мантегацца 和 Мюнхен 来叙述故事吧。于是，我只得将这项工作暂停下来。

我注意到，俄译本《戏剧性医学》扉页上有它原书的版权页：Hugo Glaser:*Dramatische Medizin Selbstversuche von Arzten*，还有出版社的名称和地址。于是我想，只要找到这部原著，尽管我不懂德语，也不难对照出这些人名、地名的西语，这样就好办了。但是杭州的几家图书馆，除浙江图书馆之外，我常从那里借阅医学史著作的浙江医科大学的图书馆和浙江省科学技术局图书馆，都没有这本书。直到 21 世纪，大概是 2006 年左右，我请我的老朋友、中国社会科学院外国文学研究所的张黎帮助，才让他的朋友从德国购得一册。据他朋友说，这是她去的那家大书店剩下的唯一一册了。于是，我从此书查出，Паоло Мантегацца 即是意大利的医生保罗·曼泰加扎（Paolo Mantegazza），Мюнхен 就是 München（慕尼黑）。另外的人名和地名也都搞清了。我又继续写这《最高的人道》系列文章。

我原来是学文学的，对于医学专业根本不懂。以我固有的想法，觉得我不能把此书写成一部纯粹的医学实验史，而要尽可能以人文角度来丰富这些实验故事。为此，我设法去找有关的材料，包括实验对象的生理、病理的历史，有关医生的传记和回忆，甚至时代背景。涉及的专著和单篇文章很多。六七年前，我发现国外又出版了一册记述医生自体实验的著作《谁人最先？医学上自体实验的故事》（*Who Goes First? The Story of Self-Experimentation in Medicine*）。我立即请在美国的朋友吴忠超帮助给我买来。

这是一册大开本的学术著作，正文厚达 430 页，引文十分严谨，不但有索引，每章还都有数十甚至上百个注释。这就为我正在写的《最高的人道》补充了一些材料。只是此书过于专业，我引用得不多。

我坚决不想把本书写成只是医生看的书，我希望尽量写得通俗有趣，要有一点文学性，让一般的读者都喜欢读。我尽量掺入一些有文学性、故事性的文字。我参考了大量我在"文革"中摘下来的笔记，如本书"传染霍乱的实验"中，佩滕科弗 1892 年 10 月 7 日在口服霍乱菌时，对他的学生们说的一大段话，是我从苏联青年近卫军出版社 1962 年出版的明娜·雅诺芙斯卡娅（Миньона Яновская）的《罗伯特·科赫传》（*Роберт Кox*）中引来的；再如书里"知觉丧失的实验"中，最后一段引用医学史家马里恩·西姆斯（Marion J. Sims）在 1877 年 5 月号《弗吉尼亚医学月刊》（*Virginia Medical Monthly*）上发表的《麻醉发明史》（History of the Anaesthesia）中记述三位为麻醉发明的优先权而争吵的人的悲惨命运，是我从 1965 年 10 月 11 日出版的《美国医学会杂志》上的《威廉·莫顿：乙醚麻醉的发明者》一文中转引的。

如今已经过去这么多年，我所收集的材料虽然还留有一些，但很多都丢失了。20 世纪的一些杂志，如在浙江图书馆，今天也都被放进地下室，找起来非常不便。图书馆的工作人员告诉我，地下室里山一样地堆积在那里，根本无法找。我在这里虽然列出了撰写本书参考过的大部分的"书目"，还有一些当时借来或复印出来用过之后，但现在已经找不到了。加上我年事已高，要再去收集这些材料，实在是太困难了。

正如上面说的，我对医学专业，一窍不通，书中定有很多错误，请读者多多批评指教。

感谢生活·读书·新知三联书店的朱利国、马狮二位先生在编本书中付出的劳动，感谢我的朋友王洪波先生的帮助，也感谢我的单位浙江省社会科学院对本书的评选资助。

余凤高

2018 年 12 月 18 日于杭州红枫苑